U0287938

口腔正畸护理技术

主　编　黄慧萍

副主编　林　静　张　雪　陈会燕　李玉兰

编　者（以姓氏笔画为序）

王海侠（北京大学口腔医院）　　　　陈方俊（武汉大学口腔医院）

冯　娜（北京大学口腔医院）　　　　陈会燕（北京大学口腔医院）

任　琳（保定市第二医院）　　　　　陈悦娜（中山大学口腔医院）

刘　洋（北京大学口腔医院）　　　　林　静（北京大学口腔医院）

刘子璇（北京大学口腔医院）　　　　姚鸿远（北京大学口腔医院）

刘利娜（空军军医大学口腔医院）　　夏玉芳（北京大学口腔医院）

闫晓静（北京大学口腔医院）　　　　党维婧（北京大学口腔医院）

李　杏（武汉大学人民医院）　　　　黄慧萍（北京大学口腔医院）

李玉兰（三峡大学第一临床医学院）　龚　萍（北京大学口腔医院）

杨宏叶（武汉大学口腔医院）　　　　廖红艳（北京大学口腔医院）

张　雪（北京大学口腔医院）

秘　书　党维婧（北京大学口腔医院）　　姚鸿远（北京大学口腔医院）

人民卫生出版社

·北　京·

图书在版编目（CIP）数据

口腔正畸护理技术 / 黄慧萍主编. -- 北京：人民
卫生出版社，2024.7. -- ISBN 978-7-117-36514-7

Ⅰ. R783.5；R473.78

中国国家版本馆 CIP 数据核字第 2024RS2068 号

人卫智网	www.ipmph.com	医学教育、学术、考试、健康，购书智慧智能综合服务平台
人卫官网	www.pmph.com	人卫官方资讯发布平台

口腔正畸护理技术
Kouqiang Zhengji Huli Jishu

主　　编：黄慧萍
出版发行：人民卫生出版社（中继线 010-59780011）
地　　址：北京市朝阳区潘家园南里 19 号
邮　　编：100021
E - mail：pmph @ pmph.com
购书热线：010-59787592　010-59787584　010-65264830
印　　刷：北京华联印刷有限公司
经　　销：新华书店
开　　本：787×1092　1/16　印张：11
字　　数：275 千字
版　　次：2024 年 7 月第 1 版
印　　次：2024 年 9 月第 1 次印刷
标准书号：ISBN 978-7-117-36514-7
定　　价：98.00 元

打击盗版举报电话：010-59787491　E-mail：WQ @ pmph.com
质量问题联系电话：010-59787234　E-mail：zhiliang @ pmph.com
数字融合服务电话：4001118166　E-mail：zengzhi @ pmph.com

序

口腔正畸护理是口腔正畸治疗中重要的工作内容，现代医学模式的改变使得口腔正畸护理在正畸临床工作中所起的作用愈来愈重要。良好的患者就医体验离不开优质的口腔正畸护理的临床服务、治疗配合等。口腔正畸护理的临床工作包含了患者预约管理、口腔卫生宣教、牙颌印模的制取、口内扫描、面貌照相，以及托槽和附件粘接、矫治器去除的四手操作等。

临床护理水平的提高大大提升了口腔正畸的临床治疗水平及医疗服务水平。北京大学口腔医院的正畸护理工作一直走在行业的前列。20世纪90年代初，患者的面貌像即由正畸科固定的护士完成，既保证了正畸临床照相的标准化及一致性，又使正畸科的照相质量有口皆碑；之后的数十年护理团队不断探索高质量护理技术，包括临床四手操作、特殊患者的模型制取、口内扫描、模型扫描等，使得口腔正畸的护理工作与时俱进且内涵丰富，包含了更多的新技术、新内容，为口腔正畸临床质量与服务的提升作出了贡献。

黄慧萍护士长从事口腔护理工作30余年，接受了多个口腔细分专业的历练，对口腔护理理论及技能有着深厚积淀；进入口腔正畸专业后，在口腔正畸护理工作中潜心研究，在临床工作中也积累了丰富的经验；带领北京大学口腔医院的口腔正畸护理团队，对口腔正畸临床护理工作进行了积极的探索，取得了显著的成效，形成了较为成熟的口腔正畸护理理论知识及实践技能系统。《口腔正畸护理技术》是黄慧萍护士长带领团队精心组织编写的一部兼具口腔正畸护理理论与临床实践指导的正畸护理书籍，内容丰富，涵盖了口腔正畸日常护理工作的全部内容，包括患者管理、常用正畸器械及配合、临床四手操作、面貌照相、口内扫描等，图文并茂，能很好地指导口腔正畸临床护理工作。相信本书一定能成为广大口腔正畸护理人员、助理、口腔正畸医学生等所喜爱的参考书。

李巍然

中华口腔医学会口腔正畸专业委员会副主任委员
北京大学口腔医院正畸科主任
2024 年 7 月

前　言

口腔护理学是口腔医学和护理学交叉形成的一门年轻学科，它既包括了护理学的基本理论和基本实践内容，又突出了口腔医学的专业特点和专业技巧。我国口腔护理起步较晚，口腔正畸护理作为口腔护理的亚分支，各地发展水平参差不齐，口腔正畸护理操作缺乏统一性和规范性。专科医院对护理人才的毕业后教育是口腔专科护理人员获取专科护理知识和技能的重要途径。近年来，通过"请进来，走出去"的方式，北京大学口腔医院陆续派送护理骨干去其他国家和地区参观，了解口腔卫生士、牙科助理等与口腔护理相关的人才培养路径和职业规范，不仅开阔了视野，也促进了各亚专业口腔护理技术的发展。

随着计算机信息化和材料学的发展，正畸临床的助手工作也发生较多变化，如隐形矫治配合、数字化口内扫描技术、模型扫描归类等，对口腔正畸护士的理论知识和实践技能提出了更高要求。本书参考国内外正畸专业及助手的相关资料，总结梳理了口腔正畸门诊的基本技术和错殆畸形的临床护理配合；全书贯穿四手操作的基本理念，采用图片和流程表的形式，从医生操作和护士配合两条主线出发，详细阐述了护理配合流程、护理要点、健康宣教的知识点与方法等。另外，绝大多数患者的正畸治疗需要长达几年的时间，从某种意义上来说，正畸治疗的过程常伴随一个孩子的成长，因此，本书在口腔正畸的每一次诊治中渗透护理人文理念，例如对于治疗过程较长或唇腭裂的患者，如何格外给予安慰、关心和耐心等。

本书具有较强的实用性和可操作性，既可作为各口腔医学院校及口腔医院护士的参考用书，又可作为民营诊所正畸助手、口腔护士继续教育的学习资料，对规范口腔正畸护理配合、指导口腔正畸护理人员的临床操作具有实用价值。

衷心感谢本书所有编者的辛勤付出。本书承蒙中华口腔医学会口腔正畸专业委员会副主任委员、北京大学口腔医院正畸科主任李巍然教授百忙之中作序，北京大学口腔医院正畸科胡炜主任医师、刘怡主任医师、柳大为主任医师等协助审阅，在此一并深表谢意。

在口腔医学和口腔护理学发展迅速的今天，口腔正畸技术和相关护理操作也日新月异，由于编者能力、学识所限，本书难免有疏漏欠缺之处，恳请广大读者给予批评指正。

黄慧萍

2024 年 7 月

目　录

第四章　口腔正畸专科护理技术 ……………………………………………………… 78

第一章　口腔正畸护理基础知识

第一节　错𬌗畸形概述

一、错𬌗畸形

（一）概念

错𬌗畸形是指儿童生长发育过程中，由先天的遗传因素或后天的环境因素，如疾病、口腔不良习惯、替牙异常等造成的牙齿排列异常，牙弓、颌骨间的关系不调，以及牙颌、颅面间的关系不调。错𬌗畸形多为儿童生长发育过程中出现的一种发育畸形，此种畸形既影响外貌又影响功能。

（二）病因

错𬌗畸形的病因分为遗传因素和环境因素两大类。这两大类因素共同作用于牙列和颌面部的骨骼、神经、肌肉及周围软组织，使其产生发育异常，进而导致错𬌗畸形。

1. 遗传因素　遗传因素在错𬌗畸形的病因中所占比重较高，多具有家族遗传倾向。但有时由于遗传因素和环境因素的双重影响，家庭成员的表现不尽相同。

（1）种族演化：错𬌗畸形是随着人类的种族演化而发生和发展的。

1）人类基本行动姿势的改变：由于环境的变化，原始人类从爬行到直立，躯体重心发生改变，支持头部的颈背肌逐渐减弱，为了适应头部平衡，颌骨逐渐退化缩小，颅骨却因脑容量的增大而逐渐扩大，演化成现代人颅面外形。

2）饮食结构的改变：人类开始认识和利用火以后，食物由生到熟、由粗到细、由硬到软，而咀嚼器官受到的功能刺激日益减弱，产生了咀嚼器官退化缩小的遗传倾向。

3）咀嚼器官的不平衡退化：肌肉退缩最明显，颌骨次之，牙再次之。牙量退化程度小于骨量的退化程度，从而导致牙量、骨量不协调，出现牙齿拥挤错位。

（2）个体发育：从个体发育的角度来看，在现代人中，少数人牙齿排列较整齐、咬合关系在正常范围内，而多数人则有不同程度的错𬌗畸形，这与双亲的遗传有关。咀嚼器官以退化性形状的遗传占优势。例如，若父母一方上颌牙弓宽大，另一方上颌牙弓狭窄，则子女的上颌牙弓多为狭窄；若父母一方或双方有小下颌发育，则小下颌畸形的遗传甚为明显。遗传性错𬌗畸形矫治比较困难，应该及早进行，选用适宜的矫治器，坚持随访，适当延长保持时间，必要时配合成年后的正颌外科矫治。

2. 环境因素

（1）先天因素：从受孕到出生前，任何能够导致错𬌗畸形出现的各种发育、营养、疾病、外伤等都属于先天因素，如母体因素、胎儿因素、发育障碍或缺陷等。

（2）后天因素：个体出生后，尤其在儿童时期，多种因素都会影响牙齿、颌骨、颅面的生长发育,引起错殆畸形。

1）全身性疾病:某些急性及慢性疾病、内分泌功能紊乱、营养不良等。

2）口腔及其周围器官的功能因素:吮吸功能异常、咀嚼功能异常、吞咽功能异常、呼吸功能异常等。

3）口腔不良习惯:是造成儿童错殆畸形的主要病因之一,约占各种错殆畸形病因的1/4,主要包括吮指习惯、咬物习惯、咬唇习惯、舔牙习惯、吐舌习惯、偏侧咀嚼习惯、托腮及单侧枕物习惯等。

4）乳牙期及替牙期的局部障碍:是导致错殆畸形的常见局部因素。主要包括乳牙早失、乳尖牙磨耗不足、乳牙滞留、乳牙下沉、恒牙萌出顺序紊乱、恒牙早失、上颌中切牙间隙不闭合等。

普遍认为,大多数中等程度的骨性错殆为遗传因素所致,环境因素则加重畸形的程度,无论何种错殆,都是一个发育过程中出现的问题,当生长完成后则基本稳定。成年人的错殆矫治较困难,因为对生长潜力起决定性作用的生长发育已经基本完成。错殆畸形的病因在分类上彼此相关,相互影响,错综交织,口腔正畸专科医生应根据这些制订错殆畸形的预防和治疗措施。

（三）临床表现

在自然人群中,殆、颌、面的大小和形态及其相互关系有很大差异。错殆畸形有很多表现形式,学者们从不同角度提出了众多分类法,其中有几种代表性分类。

1. 个别牙错位　是指个别牙偏离正常位置,出现唇/颊向错位、舌/腭向错位、近中错位、远中错位、高位、低位、扭转、易位等（图1-1-1,图1-1-2）。

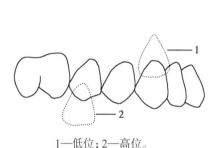

1—低位；2—高位。

图1-1-1　**个别牙错位1**

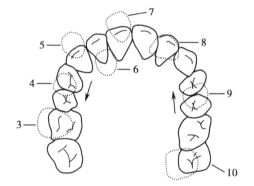

3—颊向错位；4—远中错位；5—唇向错位；
6—舌/腭向错位；7—唇向错位；8—扭转；
9—近中错位；10—舌/腭向错位。

图1-1-2　**个别牙错位2**

2. 牙弓形态及牙齿排列异常

（1）牙弓狭窄:常合并牙齿拥挤,如出现在上颌牙弓,常见腭盖高拱（图1-1-3）。

（2）牙弓宽大:常合并牙齿间散在间隙（图1-1-4）。

（3）牙弓不对称:牙弓左右两侧不对称,常可造成上下颌牙弓相对位置关系异常（图1-1-5）。

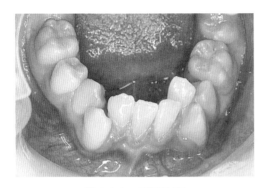

图 1-1-3 牙弓狭窄

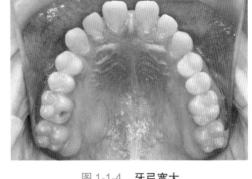

图 1-1-4 牙弓宽大

3. 牙弓、颌骨、颅面关系异常 如前牙反𬌗（图 1-1-6）、前牙深覆盖（图 1-1-7）、双颌前突（图 1-1-8）、前牙深覆𬌗（图 1-1-9）、前牙开𬌗（图 1-1-10）、单侧后牙反𬌗及颜面不对称（图 1-1-11）。

（四）诊断方法

错𬌗畸形的诊断需要通过对患者的一般资料、临床检查、模型分析，以及 X 线头影测量等进行综合分析得出。明确错𬌗畸形的分

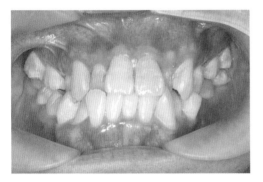

图 1-1-5 牙弓不对称

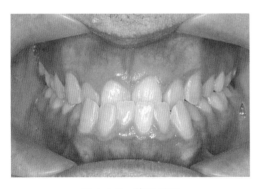

图 1-1-6 前牙反𬌗

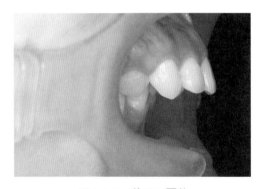

图 1-1-7 前牙深覆盖

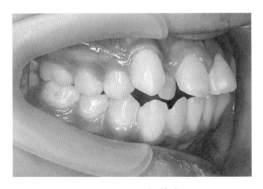

图 1-1-8 双颌前突

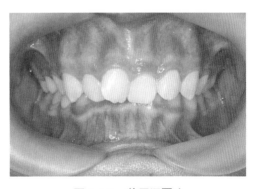

图 1-1-9 前牙深覆𬌗

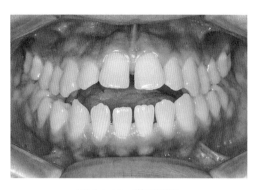

图 1-1-10　**前牙开𬌗**

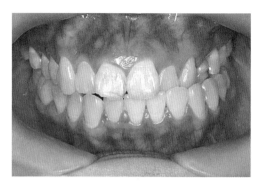

图 1-1-11　**单侧后牙反𬌗及颜面不对称**

类、形成畸形的因素和机制后,可制订相应的矫治方案。

（五）矫治方法

1. 预防矫治　采用各种预防措施防止各种错𬌗畸形的发生,是预防矫治的主要内容。

2. 阻断矫治　在错𬌗畸形发生的早期,通过简单的方法进行早期矫治,阻断错𬌗畸形向严重发展,这是将牙颌面的发育导向正常的矫治方法。

3. 一般矫治　口腔正畸中最常见的矫治方法。不同牙颌面畸形可选用不同矫治器,如固定矫治器、可摘矫治器、功能矫治器等。一般矫治方法比较复杂,应由口腔正畸专科医生施行。

4. 外科矫治　指生长发育完成后的严重骨性错𬌗畸形采用外科手术的方法来矫治,称为正颌外科或外科正畸。该类矫治方法由口腔颌面外科和口腔正畸科医生共同合作完成,以保证患者𬌗关系及颌骨畸形均得到良好的矫治效果。

二、矫治器

矫治器是一种治疗错𬌗畸形的装置,也称为正畸矫治器。它本身可以产生力,或传导由咀嚼肌、口周肌产生的力,使畸形的颌骨、错位牙及牙周支持组织发生变化,以利于牙颌面正常生长发育。固定矫治器、活动矫治器与功能矫治器共同构成矫治技术的三大体系。

1. 固定矫治器　使用粘接剂将一些附件粘接于牙面,通过弓丝与牙齿上的附件发生关系来矫治牙齿,具有固位良好,支抗充足,多数牙移动、整体移动、转矩和扭转等移动容易实现,容易控制牙的移动方向,患者不能自行将矫治器摘下不戴等特点,应用最广泛（图 1-1-12）。

2. 活动矫治器　是一种牙颌畸形的矫治装置,通过卡环的固位和黏膜的吸附发挥矫治作用,由固位、加力和连接三部分组成,前两部分必须由后者连接才能发挥矫治作用;可由患者或医生自由摘戴,取下时该矫治器完整无损,医生根据需要可在矫治器上增减能产生矫治力的附件,以便达到矫治错𬌗畸形的目的（图 1-1-13）。

3. 功能矫治器　不同的功能矫治器通过不同的结构对牙、颌、颅面产生三维方向上的

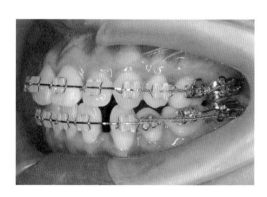

图 1-1-12　**固定矫治器**

影响,从而矫治三维方向上的不调。多数正畸学者主张在确定功能性矫治方案时充分考虑患者的颅面生长方向和生长型,以采用最为适宜的功能矫治器和矫治方案。大部分功能矫治器属于活动矫治器,如 Bionator 矫治器、Frankel 矫治器等,但也有少数功能矫治器属于固定矫治器,如 Herbst 矫治器(图 1-1-14)。

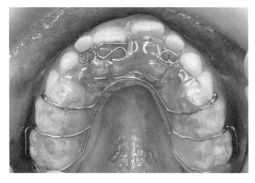

图 1-1-13　**活动矫治器**

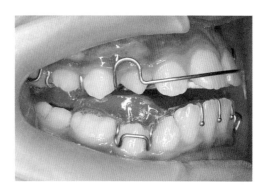

图 1-1-14　**功能矫治器**

三、适应证

1. 乳牙期　乳牙早失的间隙保持或间隙的重新获得,前牙反𬌗,后牙反𬌗。

2. 早期混合牙列期　替牙障碍,前牙反𬌗,前牙开𬌗,后牙反𬌗、锁𬌗,间隙不足,骨性不调。

3. 早期恒牙列期(12～18 岁)　大多数错𬌗畸形可在这一时期开始进行全面的正畸治疗。

4. 恒牙列期(18 岁以上)　主要是错𬌗畸形和正颌外科矫治、种植手术需要正畸治疗辅助的病例。

(黄慧萍　李玉兰)

第二节　护士前台相关管理

　　正畸科护士前台是接受正畸患者咨询、预约登记、就诊开始的第一站,是正畸护理重要的岗位。患者进入科室后,首先与前台护士交流,所以作为前台护士,要注重科室形象,强化精神文明建设;以患者为中心,更新服务理念;优化服务举措,提升服务质效;积极统筹协调,确保安全有序就诊;充分了解患者需求,为科室决策提供相关依据。

一、分诊管理

　　首先,前台护士需要管理本科室排队叫号系统,主要统筹管理诊室椅位、医生及患者的信息,做好患者初诊预约,告知就诊时间及相关注意事项。其次,引导患者签到、有序分诊,安排患者候诊等待。对于特殊患者,如幼儿、孕妇、残疾人等,给予一定照顾。

二、就诊流程管理

　　正畸治疗的所需时间大致为 2～3 年,治疗流程:正畸咨询→预约登记→采集资料(照相、制取印模或口内扫描、拍 X 线片)→确定正畸方案→佩戴固定或活动矫治器→定期复诊→拆除矫治器的同时,佩戴保持器并采集资料(照相、制取印模或口内扫描、拍 X 线片)→遵医嘱定期复查保持器。

三、治疗相关的依从性管理

近年来,随着我国经济飞速发展,居民卫生保健与预防疾病的需求明显增加。口腔正畸医护人员在预防和治疗相关疾病的过程中发现,颅颌面畸形或错𬌗畸形的患者在满足基本生活需求后,以"提高生活质量"为正畸治疗诉求的情况也逐年增多。口腔正畸医护人员也会以其对口腔健康及生活质量的影响为出发点,努力做好评估预诊、治疗实施及健康宣教。由于正畸治疗往往在几年后才能见到疗效,部分患者也常因不能坚持复诊或良好地维持口腔卫生状况而矫治失败,因此,熟悉患者的年龄,生活习惯,对正畸治疗目的、治疗方法、预后的了解程度,对治疗效果的期望值及其经济状况等十分重要。另外,在正畸治疗中,患者的依从性与受教育程度、自我认知的控制能力、医护患沟通交流效果、患者的家庭状况等密切相关。正畸治疗的健康宣教、奖励机制等可以有效改善患者的依从性,口腔医护人员在患者的正畸治疗中通过彼此交流不断鼓励、支持患者,也有助于提高其治疗的依从性。

(李玉兰 李 杏 夏玉芳)

第三节 口腔正畸护士沟通技巧

一、护患沟通的意义

20 世纪科学技术的发展和进步,促进了医学模式的转变;另外,许多新观念如医患关系中"患者具有知情权、决定权""患者至上"等的普及,都逐渐使医患双方处在一个新的位置关系上。部分患者为了解决咀嚼、咬合功能中的问题而就诊,还有部分患者为了解决美容问题而就诊。患者希望通过口腔正畸治疗改善生活,提升颜值、形象,增加信心。口腔正畸护士要以良好的护患关系为桥梁,利用自己的专业知识和技能,向患者讲解口腔的专科知识和专业化的审美概念,帮助患者认同医生的正确建议并作出决定。治疗前医生、护士、患者之间的心理沟通格外重要,治疗中重视患者的心理变化无疑也是非常关键的。医护人员要善于发现患者可能出现的心理问题,并采取相应的措施;提前做好沟通,促使治疗过程顺利进行,避免发生不必要的医疗纠纷。

二、口腔正畸过程中的护患沟通技巧

1. 制订个性化沟通方案 正畸患者年龄分布广,从儿童到青少年都具备不同的特点。而每个患者都是独立的个体,其病情、性格和身心等也都有自己的特点,因此要对患者制订个性化沟通方案。

2. 注重非语言沟通 在正畸过程中除了使用语言进行沟通,非语言沟通也尤为重要。护士可使用眼神交流,在患者描述自己的感受时专注地注视患者,可以面带微笑;适当触摸患者的后肩部,恰到好处的触摸可以起到增强交流、关心、体贴、理解、安慰、支持等情感的作用。

3. 利用多途径进行沟通 患者通过常规渠道了解正畸相关的口腔护理知识,途径有限,对口腔护理相关信息的掌握程度往往不理想,而基于新媒体平台的延续性护理干预可为患者提供一种全新的治疗体验。同时,在治疗室内设置图文并茂的宣传栏,宣传角放置宣传手册,合理利用电视、投影仪播放口腔相关教育资料和节目等形式,可以打破沟通限制,多途径进行宣教沟通。

4. 加强护理人员专业知识培训 制订详细的护士专业知识培训计划,鼓励护士外出参加新技术的培训,同时注重护士沟通能力的培养,采取互动教学的方式如对话、情景模拟、角色扮演等,让护士了解到沟通的重要性,同时提高护理人员的沟通技巧。

三、正畸患者心理行为量表

随着我国社会经济的发展和人民生活质量的提高,正畸患者逐年增多,他们的心理健康问题也越来越受到正畸医护人员的重视。在治疗前、中、后期,我们都可以借鉴相关量表和问卷来了解正畸患者心理健康状况的动态变化(附录1、附录2),从而对患者进行有效的心理疏导。

(黄慧萍 李 杏 李玉兰 夏玉芳)

第二章　口腔正畸临床常用材料及器械

第一节　口腔正畸常用材料

正畸科常用材料是用于正畸治疗的各种材料,主要分为矫治材料、粘接材料、印模材料。

一、矫治材料

矫治材料包括正畸托槽、带环或颊管、弓丝、结扎圈和结扎丝,以及一些辅助正畸治疗的其他附件和材料等。

(一) 正畸托槽

正畸托槽由托槽底板、结扎翼、槽沟组成(图 2-1-1)。槽沟尺寸一般有 0.018 英寸(1 英寸 =2.54cm)、0.022 英寸两种类型。自锁结构的正畸托槽还包括活动盖片。

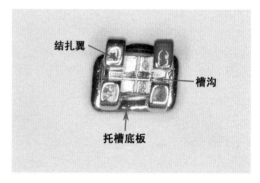

图 2-1-1　**正畸托槽**

1. 按照材料分类
(1) 金属托槽:不锈钢或合金等材质(图 2-1-2)。
(2) 陶瓷托槽:主要为生物陶瓷(图 2-1-3)。
(3) 树脂托槽:由聚羧酸及塑料粉末制成(图 2-1-4)。
2. 按照技术方法分类　分为直丝弓托槽(图 2-1-5)、方丝弓托槽(图 2-1-6)、Begg 托槽(图 2-1-7)、亚历山大托槽(图 2-1-8)、舌侧托槽(图 2-1-9,图 2-1-10)等。
3. 按照结扎方式分类　分为单翼托槽(图 2-1-11)、双翼托槽(图 2-1-12)、自锁托槽(图 2-1-13)。

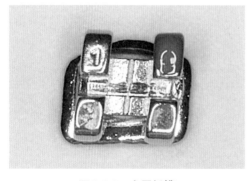

图 2-1-2　**金属托槽**

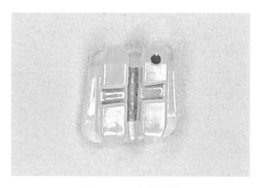

图 2-1-3　**陶瓷托槽**

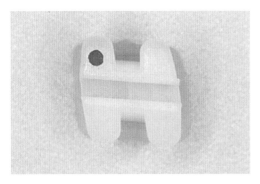

图 2-1-4　**树脂托槽**

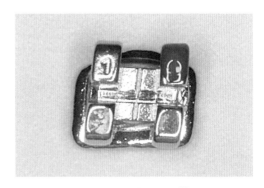

图 2-1-5　**直丝弓托槽**

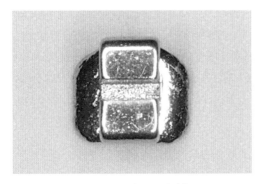

图 2-1-6　**方丝弓托槽**

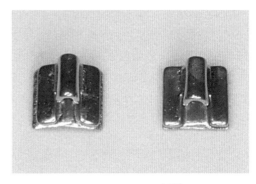

图 2-1-7　**Begg 托槽**

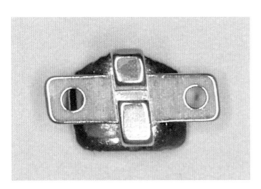

图 2-1-8　**亚历山大托槽**

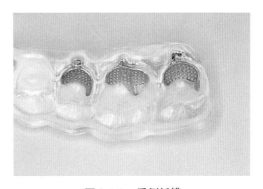

图 2-1-9　**舌侧托槽**

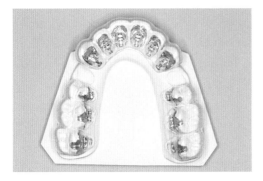

图 2-1-10　**带转移托盘的舌侧托槽**

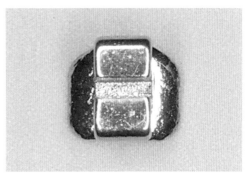

图 2-1-11　**单翼托槽**

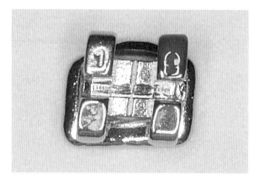

图 2-1-12　**双翼托槽**

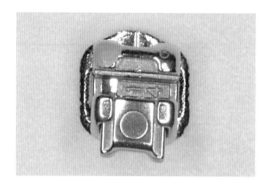

图 2-1-13　**自锁托槽**

（二）带环

　　带环由不锈钢或合金金属片制成，要求有一定的解剖形态，就位后与牙面紧密贴合，有良好固位作用，且边缘应不妨碍咬合。带环可在口内直接调改或取模后由技工室完成。成品带环的出现使临床工作更方便、省时，型号由小到大，满足临床要求。临床中常用以下几种类型：直丝带环（图 2-1-14）、方丝带环（图 2-1-15）、掀盖带环（图 2-1-16）、光面带环（图 2-1-17）。

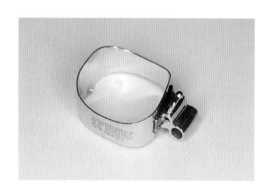

图 2-1-14　**直丝带环**

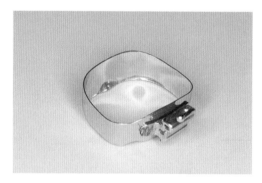

图 2-1-15　**方丝带环**

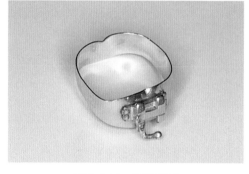

图 2-1-16　**掀盖带环**

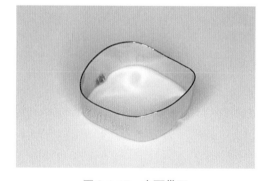

图 2-1-17　**光面带环**

（三）颊管

　　颊管分为带网颊管和焊接用颊管两类。带网颊管有网底可直接粘接（图 2-1-18），焊接用颊管没有网底不可粘接，需要焊接在带环上（图 2-1-19）。

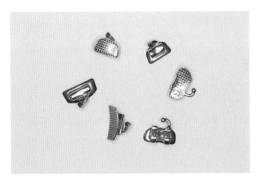

图 2-1-18 **带网颊管**

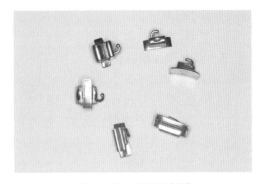

图 2-1-19 **焊接用颊管**

（四）弓丝

正畸弓丝根据材质不同,分为镍钛合金弓丝、不锈钢弓丝、钴铬合金弓丝、复合材料弓丝等。其中,临床中常用镍钛合金弓丝、不锈钢弓丝和不锈钢弓丝中的特种弓丝"澳丝"。

1. 镍钛合金弓丝（图 2-1-20）

（1）用途:主要用于正畸初期矫治拥挤、扭转,牙列排齐整平等。优点是弹性回复能力好;缺点是与槽沟摩擦力比不锈钢弓丝大,不适合弯制各种曲。

（2）类型:根据弓丝的横截面形状,分为镍钛圆丝和镍钛方丝。按照不同性能,又可分为以下两种:

1）超弹型镍钛合金弓丝:10℃以上应有良好的弹性。适用于正畸矫治初期和中期。

2）热激活型镍钛合金弓丝:37℃±2℃应有良好的热激活性能。在室温下柔软易弯制,适用于正畸矫治初期。

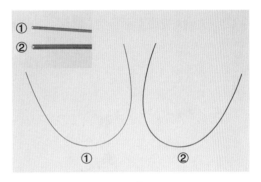

①镍钛圆丝;②镍钛方丝。

图 2-1-20 **镍钛合金弓丝**

2. 不锈钢弓丝（图 2-1-21）

（1）用途:不锈钢弓丝是正畸治疗的主要弓丝。优点是有一定的弹性和刚度、价格低、易弯曲、可焊接,在槽沟中的摩擦力比其他弓丝小;缺点是刚度大,牙齿移动后力值变动幅度大,在排齐较严重的错位牙时,常需要选择直径较小的钢丝或弯制曲,并且需要经常加力及更换弓丝。

（2）类型:根据弓丝的横截面形状,分为不锈钢圆丝和不锈钢方丝。

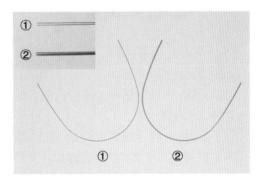

①不锈钢圆丝;②不锈钢方丝。

图 2-1-21 **不锈钢弓丝**

3. 澳丝（图 2-1-22）

（1）用途:澳丝是特种不锈钢弓丝,优点

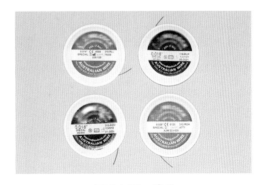

图 2-1-22 **澳丝**

是回弹性好,刚度高。

（2）类型:澳丝只有圆丝。

（五）结扎圈和结扎丝

1. 结扎圈(图 2-1-23)

（1）用途:结扎弓丝及托槽,以固定弓丝。

（2）类型:主要根据颜色分类,分为灰色、透明、彩色结扎圈。灰色结扎圈用于金属托槽结扎,透明结扎圈用于陶瓷或树脂托槽的结扎,彩色结扎圈可根据患者的个人喜好使用。

2. 结扎丝(图 2-1-24)

（1）用途:用结扎丝将矫治弓丝与托槽或其他附件相结扎,达到固定弓丝及牵引牙齿移动的目的。

（2）类型:按照直径分类,常用 0.20mm、0.25mm、0.30mm 三种。

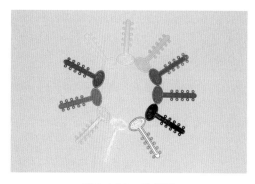

图 2-1-23　**结扎圈**

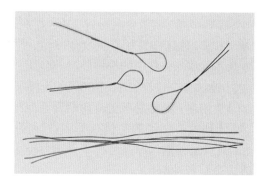

图 2-1-24　**结扎丝**

（六）其他附件和材料

1. 舌侧扣(图 2-1-25)

（1）用途:大部分粘接于牙齿舌侧,或者粘接于过小的牙齿唇侧。用于正畸治疗中矫治牙齿扭转、舌侧倾斜等。

（2）类型:常用不带翼舌侧扣、单翼舌侧扣、双翼舌侧扣、光面舌侧扣(焊接到带环上)、单孔网底粘接型舌侧扣、透明舌侧扣。

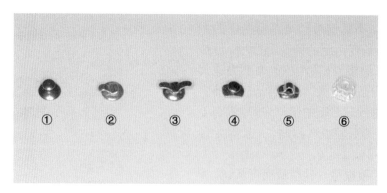

①不带翼舌侧扣;②单翼舌侧扣;③双翼舌侧扣;④光面舌侧扣;⑤单孔网底粘接型舌侧扣;⑥透明舌侧扣。

图 2-1-25　**舌侧扣**

2. 牵引钩（图2-1-26）

（1）用途：固定于弓丝上，用于牵引或防止弓丝滑动。

（2）类型：常见的有停止圈、牵引钩、长牵引钩、问号钩（分为左、右两侧）。

3. 牵引钩结扎丝　结扎在托槽上，与牵引钩作用相似（图2-1-27）。

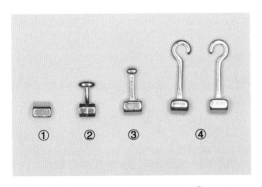

①停止圈；②牵引钩；③长牵引钩；④问号钩。

图2-1-26　**牵引钩**

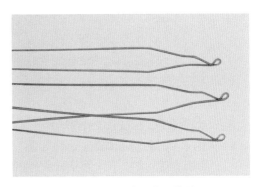

图2-1-27　**牵引钩结扎丝**

4. 扭转橡皮垫（图2-1-28）

（1）用途：主要用于扭转牙的矫治。

（2）类型：分为灰色、白色扭转橡皮垫。

5. 套管　套在弓丝上，保护口内黏膜不受弓丝磨损（图2-1-29）。

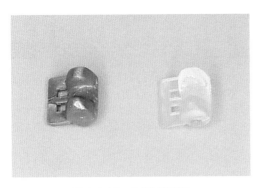

图2-1-28　**扭转橡皮垫**

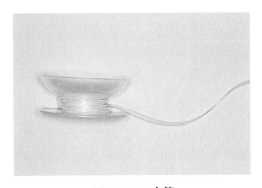

图2-1-29　**套管**

6. 矽粒子　适用于牙面的清洁抛光，也可用于树脂和烤瓷的抛光，分为磨头和柄两部分（该名称为音译）（图2-1-30）。

7. 片切砂条（图2-1-31）

（1）用途：正畸过程中邻面去釉。

（2）类型

1）按照结构功能分类：分为单面砂条、双面砂条、网孔抛光砂条（无砂）、锯齿开缝砂条（无砂）。

2）按照磨砂度分类：分为粗、中、细砂条。也可有不同的宽度和厚度。

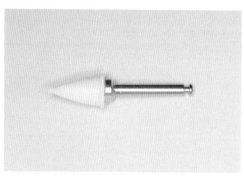

图 2-1-30 矽粒子

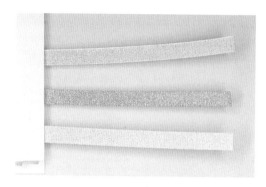

图 2-1-31 片切砂条

8. 35% 磷酸酸蚀剂(图 2-1-32)

(1)用途:粘接托槽时酸蚀处理牙面。

(2)使用方法:涂布于牙面粘接托槽的位置,酸蚀 20~30 秒后,冲洗干净(图 2-1-33)。

(3)注意事项:避免接触牙龈、皮肤、眼睛或附近不需要粘接的牙齿。如有接触,牙龈和牙齿需要用大量清水冲洗,皮肤用肥皂水和清水冲洗,眼睛用大量清水冲洗并就医。

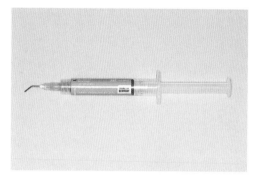

图 2-1-32 35% 磷酸酸蚀剂

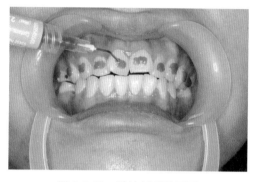

图 2-1-33 酸蚀剂酸蚀牙面

9. 链状橡皮圈(图 2-1-34)

(1)用途:截取一定长度,挂于托槽、带环或附件上,关闭散在间隙,也可用于颌内牵引关闭牙间隙。

(2)类型:根据链状橡皮圈孔距大小,分为大、中、小号。

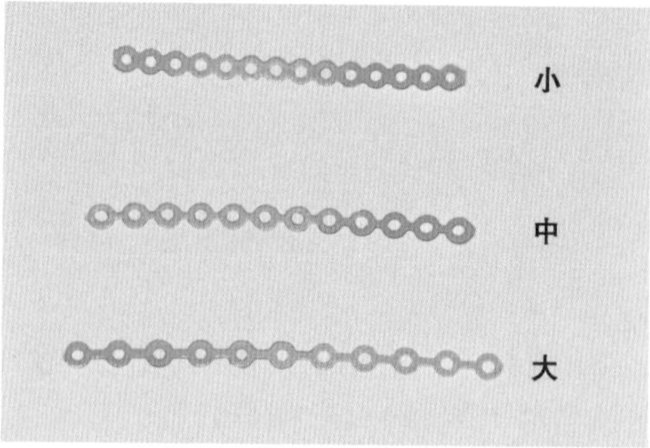

10. 弹性橡皮圈(图 2-1-35)

(1)用途:颌内、颌间调整咬合关系,口外牵引。

(2)类型:直径以英寸为单位,常用超小号(1/8)、小号(3/16)、中号(1/4)、大号(3/8)、口外弓橡皮圈(3/8)。

11. 弹力线(图 2-1-36)

(1)用途:正畸牵引。

(2)类型:常用型号的直径为 0.020 英寸、0.025 英寸、0.030 英寸。

图 2-1-34 链状橡皮圈

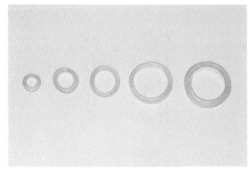

图 2-1-35 **弹性橡皮圈**

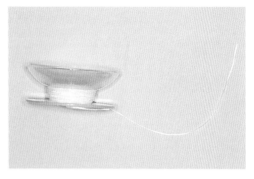

图 2-1-36 **弹力线**

12. 正畸拉簧 用于正畸牵引,关闭牙齿间隙,对牙齿施加拉力。与种植体支抗、正畸托槽等正畸材料配合使用(图 2-1-37)。

13. 正畸推簧(图 2-1-38)

(1)用途:局部开辟间隙,推后牙向远中移动,对牙齿施加相反方向的推力。与种植体支抗、正畸托槽等正畸材料配合使用。

(2)类型:口内推簧、口外推簧。

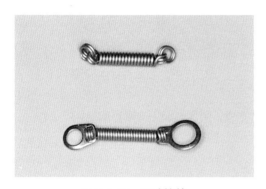

图 2-1-37 **正畸拉簧**

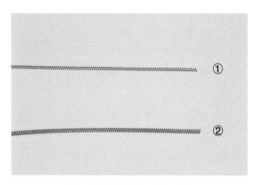

①口内推簧;②口外推簧。

图 2-1-38 **正畸推簧**

14. 分牙材料

(1)用途:分开相邻牙齿间隙。

(2)类型:现阶段临床中大部分使用分牙圈,但部分病例由于磨牙紧密相邻,分牙圈无法就位,需要采用其他方法,如采用分牙铜丝、分牙簧等(图 2-1-39)。

15. 微螺钉型种植体(图 2-1-40~图 2-1-42)

(1)用途:用于正畸种植体支抗手术。

(2)类型

1)按照材料成分分类:主要有钛合金和不锈钢两种类型。

2)按照支抗类型分类:可分为自攻和助攻两种类型。

(七)颌外牵引装置

1. 口外弓

(1)用途:与颈带和头帽一起使用,进行生长改良,作为其他矫治器的辅助装置。

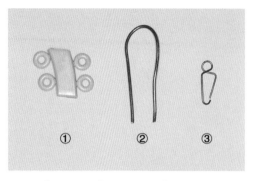

①分牙圈;②分牙铜丝;③分牙簧。

图 2-1-39　**分牙材料**

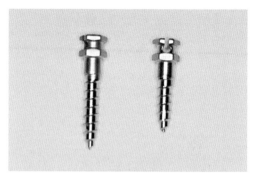

图 2-1-40　**自攻种植体(钛合金)**

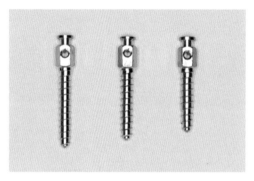

图 2-1-41　**助攻种植体(钛合金)**

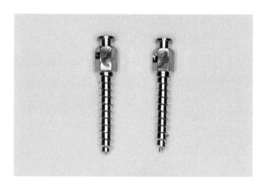

图 2-1-42　**自攻种植体(不锈钢)**

（2）类型：常用通用型（图 2-1-43）、预成"U"形曲（图 2-1-44）两种类型。

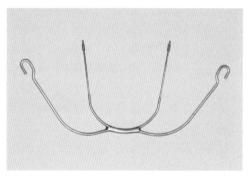

图 2-1-43　**口外弓(通用型)**

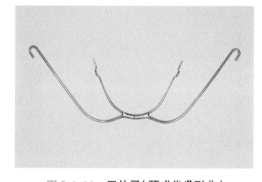

图 2-1-44　**口外弓(预成"U"形曲)**

2."J"形钩

（1）用途：与头帽和固定矫治器连接,产生各种牙齿移动,如前牙压低、切牙内收、尖牙远中移动、后牙远中移动。

（2）类型：Ⅰ型（图 2-1-45）、Ⅱ型（图 2-1-46）。

3. 头帽（图2-1-47～图2-1-49）

（1）用途：与额兜、口外弓、"J"形钩等口外部件配合使用,加强后牙支抗。

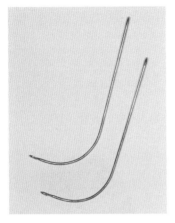

图 2-1-45　**"J"形钩(Ⅰ型)**

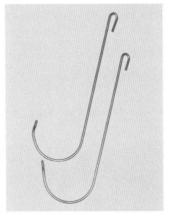

图 2-1-46　**"J"形钩(Ⅱ型)**

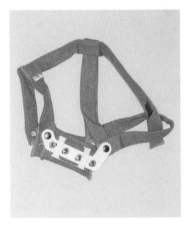

图 2-1-47　**头帽(颏兜)**

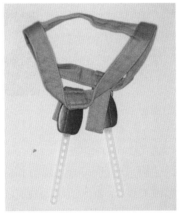

图 2-1-48　**头帽(口外弓)**

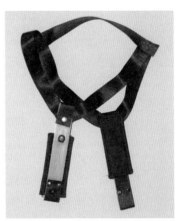

图 2-1-49　**头帽("J"形钩)**

（2）类型：小号、中号、大号、特大号。

4. 高位牵引装置（图 2-1-50，图 2-1-51）

（1）用途：与"J"形钩配合使用，用于推磨牙向后、压低前牙、尖牙远中移动等，也可用

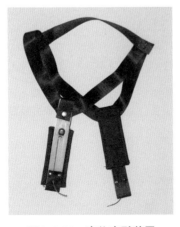

图 2-1-50　**高位牵引装置**

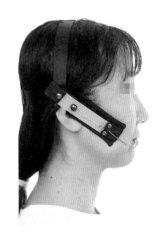

图 2-1-51　**佩戴高位牵引装置**

于关闭拔牙间隙。

（2）类型：由头帽和安全锁扣组成，分为大、中、小号。

5. 联合牵引装置（图2-1-52，图2-1-53）

（1）用途：与颏兜、口外弓、"J"形钩等口外部件配合使用，加强后牙支抗或抑制下颌生长。

（2）类型：由头帽、牵引板、拉钩、颏兜组成，分为大、中、小号。

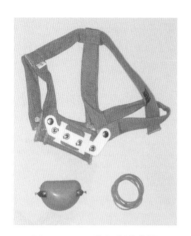

图2-1-52 **联合牵引装置**

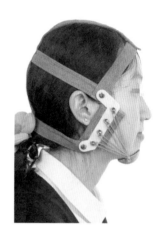

图2-1-53 **佩戴联合牵引装置**

6. 下颌牵引装置（图2-1-54，图2-1-55）

（1）用途：在正畸矫治过程中用于垂直向牵引，预防和纠正早期下颌前突和反𬌗。

（2）类型：由头帽、拉钩、颏兜组成，分为大、中、小号。

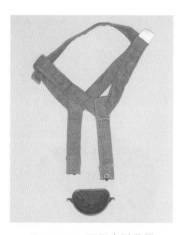

图2-1-54 **下颌牵引装置**

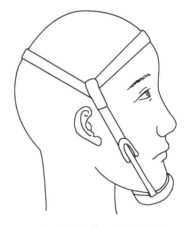

图2-1-55 **佩戴下颌牵引装置**

7. 颈带（图2-1-56，图2-1-57）

（1）用途：与口外弓配合使用，加强磨牙支抗。

（2）类型：常用普通颈带、加长颈带等。

8. 前方牵引器

（1）用途：主要用于上颌发育不足的患者。

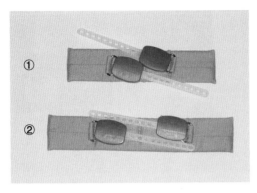

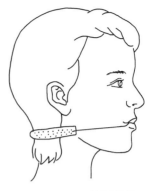

①普通颈带；②加长颈带。

图 2-1-56　**颈带**

图 2-1-57　**口外弓颈带**

（2）类型：分为单杆可调式、双杆可调式（图 2-1-58）、可调式（图 2-1-59）三种类型。常用双杆可调式和可调式两种类型。

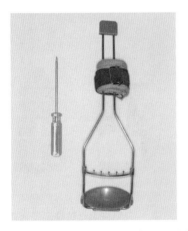

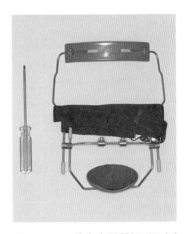

图 2-1-58　**前方牵引器（双杆可调式）**

图 2-1-59　**前方牵引器（可调式）**

二、粘接材料

（一）水门汀类

水门汀类是一种可固化的黏性材料，凝固前具有一定的流动性和黏附性，凝固后具有一定强度。正畸中常用的有磷酸锌水门汀和玻璃离子水门汀。

1. 磷酸锌水门汀　常用于粘接带环，不能用于粘接托槽。磷酸锌水门汀对调拌操作要求高，而且对带环的粘接性低于玻璃离子水门汀，已经逐步被玻璃离子水门汀取代。

2. 玻璃离子水门汀　是一种以氟铝硅酸盐与聚丙烯酸反应，生成离子交联的聚合体为机制的水门汀，该类水门汀固化后具有较好的强度、释放氟的能力、半透明性，以及对牙体组织良好的粘接性，常用于正畸粘接带环或制作树脂𬌗垫。正畸粘接常用的玻璃离子水门汀按照固化方式分为传统玻璃离子水门汀和光固化玻璃离子水门汀。

（1）传统玻璃离子水门汀（图 2-1-60，图 2-1-61）

1）用途：粘接带环、早期矫治扩弓器和制作树脂𬌗垫等。

2）使用方法：详见第三章第一节"粘接用玻璃离子水门汀调拌技术"。

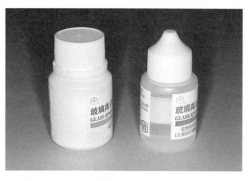

图 2-1-60 玻璃离子水门汀粉、液（国产）

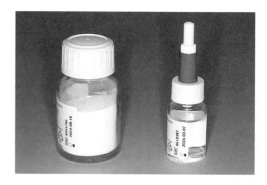

图 2-1-61 玻璃离子水门汀粉、液（进口）

3）注意事项：①取粉前轻拍瓶子，不要晃动或倒转。②取完材料后及时加盖保存，以防粉末受潮，避免液体挥发。③滴液时，应垂直滴液，排除瓶嘴空气。④调拌时间为 1 分钟左右，要求现调现用；调拌时，调拌刀与调拌板充分接触，推拉或旋转加压研磨，减少气泡形成。⑤为防止变色，必须用专用的调拌板和塑料调拌刀。

（2）光固化玻璃离子水门汀：一种双重固化材料，粉液混合时已开始固化，在光照下加速固化，具有良好的生物相容性、边缘密闭性、机械强度、耐磨性、美观性，优于传统玻璃离子水门汀（图 2-1-62）。

1）用途：在牙釉质、烤瓷冠、金属冠上进行粘接。

2）使用方法：①滴液时，按照量勺取粉量，一大勺粉 2 滴液，一小勺粉 1 滴液。②调拌时，将粉分为 1/2、1/2 两等分，第一份调匀后，再调第二份，整个操作时间不超过 1 分钟。③光照 20 秒使其固化。

3）注意事项：避光保存，其余同传统玻璃离子水门汀注意事项。

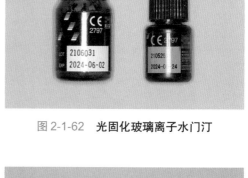

图 2-1-62 光固化玻璃离子水门汀

（二）复合树脂粘接材料

复合树脂粘接材料由树脂单体和惰性填料组成，分为化学固化型和光固化型两种。树脂通过聚合反应达到固化，既不含水凝胶，又不形成水凝胶。主要用于正畸中固定矫治器及正畸附件的粘接。

1. 化学固化树脂粘接材料（图 2-1-63）

（1）用途：粘接固定矫治器及其附件。

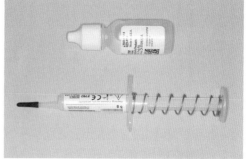

图 2-1-63 化学固化树脂粘接材料

（2）使用方法：用小毛刷蘸取化学固化预处理剂（图 2-1-64），分别涂布在酸蚀后的牙面和托槽底板上（图 2-1-65，图 2-1-66），再将化学固化粘接剂涂布在托槽底板上（图 2-1-67），递予医生。

（3）注意事项：①粘接剂的量应按托槽底板粘接面大小给予，太少影响粘接效果，太多

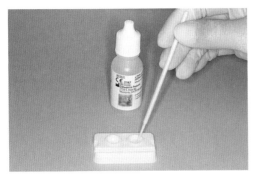

图 2-1-64 **蘸取预处理剂**

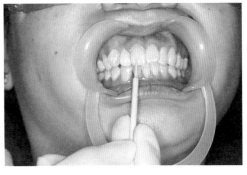

图 2-1-65 **将预处理剂涂布在牙面上**

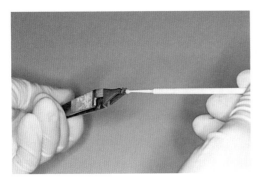

图 2-1-66 **将预处理剂涂布在托槽底板上**

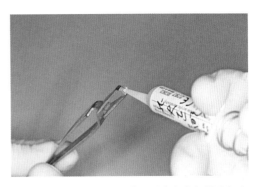

图 2-1-67 **将化学固化粘接剂涂布在托槽底板上**

影响托槽在牙面上的定位。②注意阅读粘接剂说明书,严格把握凝固时间。③粘接剂需要在2~7℃下冷藏,使用后及时放回冰箱保存。④粘接过程中,从注射尖头挤出粘接剂后,应擦干净尖头并加盖保存。⑤粘接过程中应严格隔湿,防止唾液污染,保证粘接面的干燥。

2. 光固化树脂粘接材料 光固化树脂粘接剂为单组分材料,较水门汀类易操作,有更好的物理性能,常用于正畸托槽及附件的粘接。

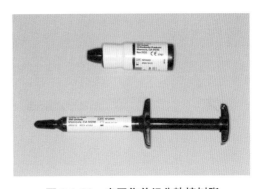

图 2-1-68 **光固化单组分粘接树脂**

(1)光固化单组分粘接树脂(图2-1-68)

1)用途:粘接固定矫治器及附件,尤其适用于陶瓷或金属托槽,不适用于塑料(聚碳酸酯)托槽。

2)使用方法:用小毛刷蘸取光固化预处理剂递予医生,涂布在酸蚀后的牙面上(图2-1-69),再将光固化粘接剂涂布于托槽底板(图2-1-70),递予医生。从近远中、𬌗面方向进行光照。

3)注意事项:①使用时防止粘接剂和预处理剂长期暴露于光下,以免提前固化。②不使用时加盖避光保存。③光固化预处理剂有不耐湿性和耐湿性两种,不耐湿性预处理剂涂布后一定要吹干牙面,防止托槽粘接后脱落。耐湿性预处理剂在潮湿和干性环境下都能使用。④如涂布耐湿性预处理剂后表层被污染,须再次涂布以覆盖被污染区域,用刷头摩擦

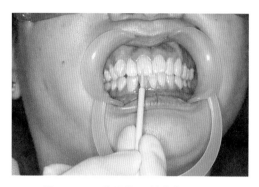

图 2-1-69　将预处理剂涂布于牙面

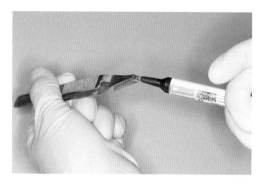

图 2-1-70　将光固化粘接剂涂布于托槽底板

牙面 3 秒,气枪轻吹 1～2 秒后即可粘接。⑤避免眼部和皮肤接触预处理剂,如有眼部接触,应立即用大量的水冲洗;如有皮肤接触,应用肥皂和清水清洗接触区域;如有刺激持续,应及时就医。

（2）牙釉质粘合树脂（图 2-1-71）

1）用途:正畸科主要用于制作树脂𬌗垫,以暂时打开咬合。

2）使用方法:医生将牙齿相应部位进行清洁,护士用调拌刀取适量牙釉质粘合树脂递予医生（图 2-1-72,图 2-1-73）,置于𬌗面上并塑形,协助光固化（图 2-1-74）。

3）注意事项:①使用时防止粘接剂长期暴露于光下,以免提前固化。②不使用时加盖避光保存。③有些患者可对未固化树脂产生过敏反应,应避免接触牙龈或其他软组织。④材料为蓝色,去除时注意观察是否留有残余树脂。

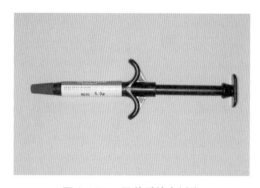

图 2-1-71　牙釉质粘合树脂

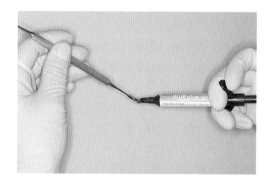

图 2-1-72　取适量牙釉质粘合树脂

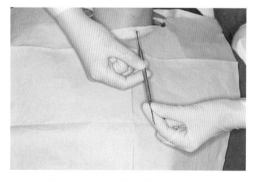

图 2-1-73　传递牙釉质粘合树脂

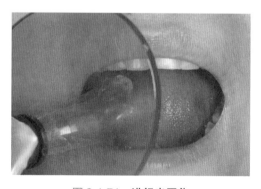

图 2-1-74　进行光固化

（3）流动树脂（图2-1-75）

1）用途：牙齿表面窝沟、裂隙的封闭修复，正畸科粘接或制作一些治疗相关的固定、保护装置。

2）使用方法：将流动树脂递予医生（图2-1-76），点涂在正畸治疗中需要固定或保护的部位，协助用光固化灯光照20秒（图2-1-77）。

3）注意事项：①使用时防止粘接剂长期暴露于光下，以免提前固化。②不使用时加盖避光保存。

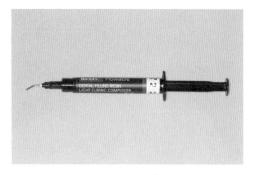

图 2-1-75　**流动树脂**

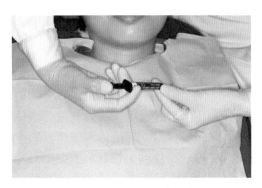

图 2-1-76　**传递流动树脂**

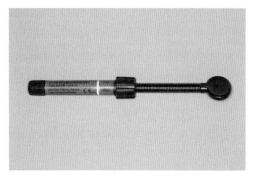

图 2-1-77　**进行光固化**

（4）牙科聚合物基充填修复树脂（图2-1-78）

1）用途：牙齿缺损的充填修复，正畸科隐形矫治器的模板附件制作，以辅助进行隐形矫治。

2）使用方法：用树脂调拌刀取适量充填树脂，填补在隐形矫治器需要填充附件的凹槽内（图2-1-79，图2-1-80），塑形（图2-1-81），将填充好树脂的隐形矫治器模板递予医生（图2-1-82），用光固化灯光照20秒。

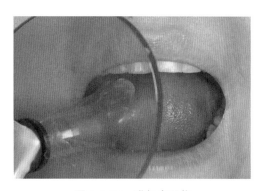

图 2-1-78　**聚合物基充填修复树脂**

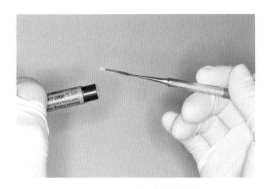

图 2-1-79　**取适量材料**

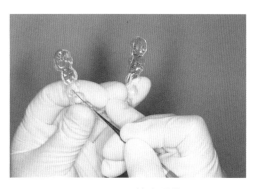

图 2-1-80　**填充附件**

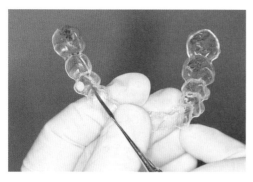

图 2-1-81　附件塑形

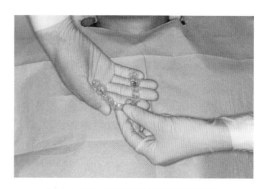

图 2-1-82　**将填好的模板递予医生**

3）注意事项：①使用时防止粘接剂和渗透液长期暴露于光下，以免提前固化；②不使用时加盖避光保存。

三、印模材料

印模是物体的阴模，口腔印模是记录或重现口腔软硬组织外形及关系的阴模，制取口腔印模所采用的材料称为印模材料。印模材料根据印模有无弹性，分为弹性与非弹性印模材料；根据材料能否重复使用，分为可逆性与不可逆性印模材料。目前常用印模材料主要有藻酸盐印模材料、橡胶印模材料和琼脂印模材料。正畸科常用的印模材料为藻酸盐印模材料。

（一）藻酸盐印模材料

藻酸盐印模材料是一种弹性不可逆印模材料，按材料剂型，分为粉剂型印模材料（图 2-1-83）和糊剂型印模材料；按藻酸盐种类，分为藻酸钾印模材料、藻酸钠印模材料和藻酸铵印模材料。

（二）橡胶印模材料

橡胶印模材料是一种弹性不可逆印模材料。

1. 硅橡胶印模材料　分为缩合型和加成型两种类型（图 2-1-84，图 2-1-85）。

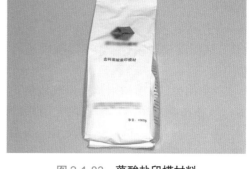

图 2-1-83　**藻酸盐印模材料**

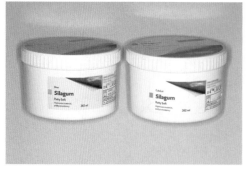

图 2-1-84　**初印模硅橡胶印模材料（加成型）**

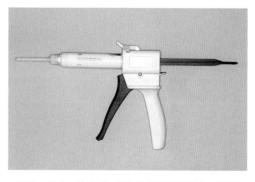

图 2-1-85　**终印模硅橡胶印模材料（加成型）**

2. 聚硫橡胶印模材料　是以液态聚硫橡胶为基质的弹性不可逆印模材料。

3. 聚醚橡胶印模材料　机械性能较聚硫橡胶印模材料好，尺寸变化小于缩合型硅橡胶。

（三）琼脂印模材料

琼脂印模材料是一种弹性可逆印模材料，主要用于制取口腔修复印模。

（张　雪　党维婧　黄慧萍）

第二节　正畸临床常用器械

正畸矫治分为固定矫治、活动矫治、隐形矫治等矫治类型；其中，固定矫治又分为唇侧矫治和舌侧矫治，还有辅助正畸治疗的种植体支抗手术。以上每一种矫治方法都需要相应的器械，因此正畸科器械的种类繁多，且具有专业性和多样性。下面按照唇侧固定及活动矫治常用器械、舌侧矫治专用器械、隐形矫治专用器械、微螺钉种植体支抗手术专用器械分类介绍。

一、唇侧固定及活动矫治常用器械

（一）固定矫治复诊常用器械

1. 持针器　用于夹持结扎圈、结扎丝、弓丝和链状橡皮圈等（图 2-2-1）。

2. 细丝切断钳　用于切断结扎丝。使用时注意轻拿轻放，保护好钳喙尖端。不适宜剪切超过 0.015 英寸（0.38mm）的丝（图 2-2-2）。

3. 末端切断钳　用于在口内切断过长的弓丝末端，且切断后弓丝末端留在钳喙上；不适宜切断直径超过 0.5mm 的弓丝（图 2-2-3）。

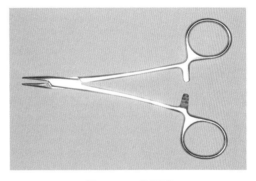

图 2-2-1　持针器

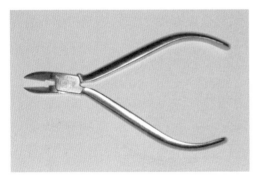

图 2-2-2　细丝切端钳

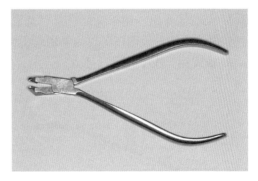

图 2-2-3　末端切断钳

（二）弯制弓丝常用器械

1. 细丝弯制钳　固定矫治技术中最为常用。钳喙细长，一方一圆，用于不同弧度的精细弯曲，如各类型的圆形弓丝及弹簧曲。适用于直径小于 0.5mm 的弓丝（图 2-2-4）。

2. 转矩成形钳 也称转矩钳。钳喙宽度 1～2mm，用于方丝的转矩加载，常成对使用（图 2-2-5）。

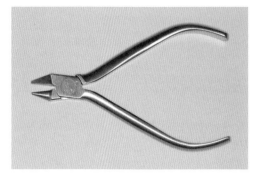

图 2-2-4 **细丝弯制钳**

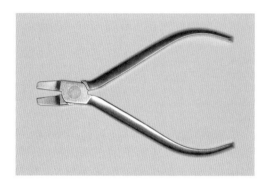

图 2-2-5 **转矩成形钳**

3. 方丝弓成形器 用于方形弓丝的弓形弯制，将弓丝放入成形器对应尺寸的槽沟内弯制（图 2-2-6）。

4. 中曲钳 又称"V"形钳，在弓丝上弯制"V"形停止曲，防止弓丝滑脱正常位置（图 2-2-7）。

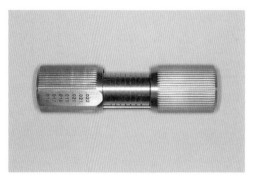

图 2-2-6 **方丝弓成形器**

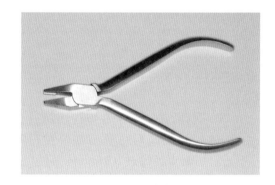

图 2-2-7 **中曲钳**

5. 末端回弯钳 用于镍钛合金弓丝末端回弯、弓丝取出和放置等，避免弓丝末端尖头扎到口内软组织。舌侧正畸较为常用（图 2-2-8）。

6. 霍式钳 用于将弓丝插入颊管中、结扎弓丝和前牙带环的成形（图 2-2-9）。

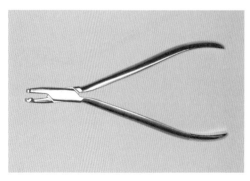

图 2-2-8 **末端回弯钳**

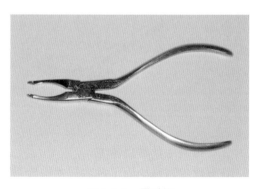

图 2-2-9 **霍氏钳**

7. 温氏钳　用于夹持弓丝固定于槽沟内,精准地控制弓丝的位置和形态(图 2-2-10)。

8. 小日月钳　又称 Tweed 钳,用于正畸 Tweed 矫治技术,一侧钳喙为尖端的圆形,另一侧钳喙尖端为内凹的半月形,可弯制欧米伽曲、停止曲等(图 2-2-11)。

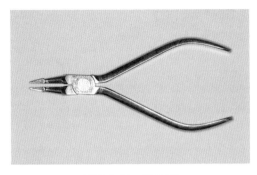

图 2-2-10　**温氏钳**

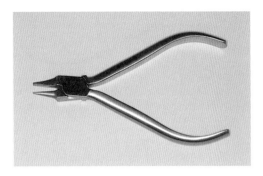

图 2-2-11　**小日月钳**

(三)粘接及拆除托槽常用器械

1. 反向托槽镊　四手操作中用于夹持前牙托槽(图 2-2-12)。

2. 反向颊管镊　四手操作中用于夹持后牙颊管或托槽(图 2-2-13)。

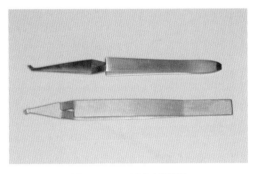

图 2-2-12　**反向托槽镊**

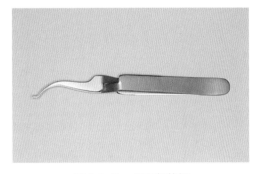

图 2-2-13　**反向颊管镊**

3. 托槽定位器　用于粘接托槽时的托槽定位(图 2-2-14)。

4. 去托槽钳　通过施加剪切力使粘接层和托槽底板分离,将托槽和颊管去除,分为前牙去托槽钳(图 2-2-15)和后牙去托槽钳(图 2-2-16)。

5. 陶瓷托槽去除钳　用于去除陶瓷托槽(图 2-2-17)。

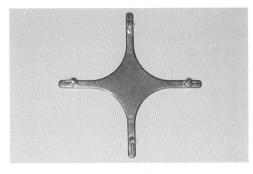

图 2-2-14　**托槽定位器**

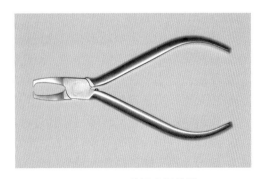

图 2-2-15　**前牙去托槽钳**

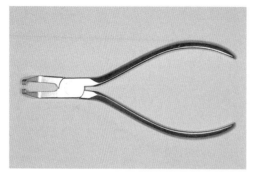

图 2-2-16　**后牙去托槽钳**

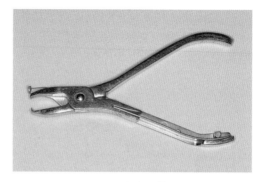

图 2-2-17　**陶瓷托槽去除钳**

（四）粘接及拆除带环常用器械

1. 分牙钳　粘接带环之前，与分牙圈一起使用，分开牙齿间隙（图 2-2-18）。

2. 带环推子　用于粘接带环时协助带环就位（图 2-2-19）。

3. 去带环钳　用于去除带环。去带环钳上的塑料护垫在使用磨损后应及时更换（图 2-2-20）。

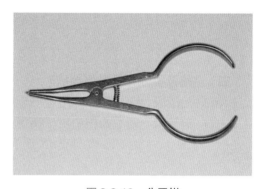

图 2-2-18　**分牙钳**

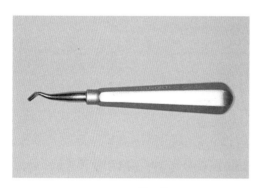

图 2-2-19　**带环推子**

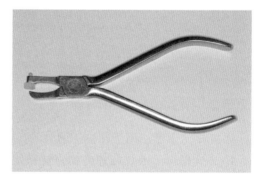

图 2-2-20　**去带环钳**

（五）技工专用器械

1. 技工钳　用于弯制成形弓丝或进行曲的精细调整（图 2-2-21）。

2. 日月钳　用于弯制弓丝小曲、末端停止曲、欧米伽曲（图 2-2-22）。

3. 平头钳　用于弯制成形弓丝和进行曲的精细调整（图 2-2-23）。

4. 三叉钳　用于弯制成形弓丝或进行曲的调整，调节弓丝卡环弧度（图 2-2-24）。

5. 梯形钳　用于弯制成形弓丝和进行曲的精细调整（图 2-2-25）。

6. 刻断钳　用于剪断弓丝（图 2-2-26）。

7. 蜡刀　用于蜡的雕刻和成形（图 2-2-27）。

8. 焊枪　用于金属部件的焊接（图 2-2-28）。

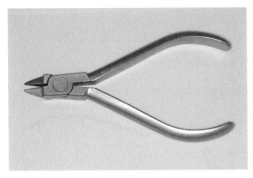

图 2-2-21　技工钳

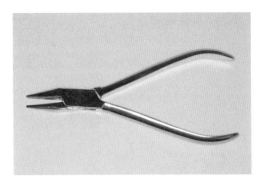

图 2-2-22　日月钳

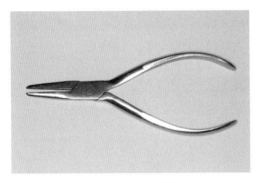

图 2-2-23　平头钳

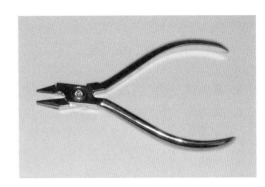

图 2-2-24　三叉钳

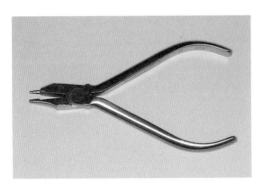

图 2-2-25　梯形钳

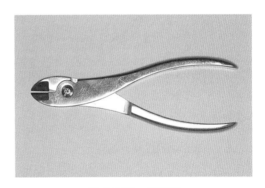

图 2-2-26　刻断钳

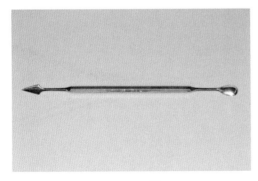

图 2-2-27　蜡刀

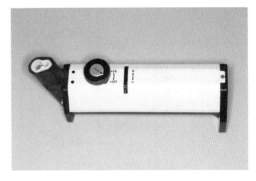

图 2-2-28　焊枪

（六）其他器械

1. 牵引钩钳　与成品牵引钩配套使用，夹持牵引钩安装在弓丝上（图 2-2-29）。
2. 掀盖钳　又称颊管掀盖钳，用于去除带盖颊管的盖板（图 2-2-30）。

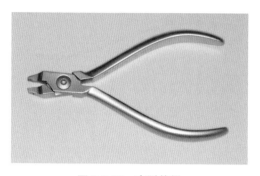

图 2-2-29　**牵引钩钳**

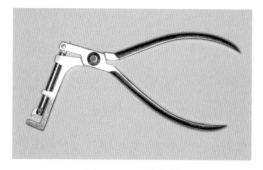

图 2-2-30　**掀盖钳**

3. 测力器　用于测量矫治装置产生的力，测量弹性、牵引的力值等（图 2-2-31）。
4. 金冠剪　用于修整隐形矫治器和压膜保持器，或修剪带环边缘（图 2-2-32）。

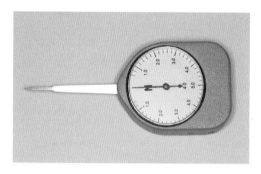

图 2-2-31　**测力器**

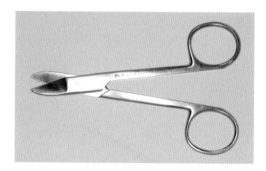

图 2-2-32　**金冠剪**

二、舌侧矫治专用器械

1. 舌侧托槽去除钳　用于去除舌侧托槽（图 2-2-33）。
2. 45° 弯头持针器　用于夹持舌侧矫治器的弓丝、结扎丝、正畸材料等（图 2-2-34）。

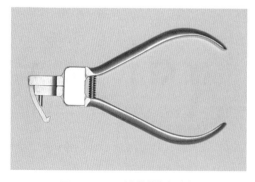

图 2-2-33　**舌侧托槽去除钳**

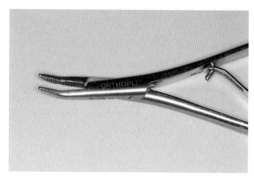

图 2-2-34　**45° 弯头持针器**

3. 舌侧细丝切断钳　可分为前牙钳和后牙钳,用于剪断舌侧结扎丝(图 2-2-35)。

4. 舌侧末端切断钳　用于切断舌侧矫治器过长的弓丝末端(图 2-2-36)。

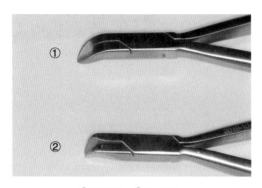

①前牙钳;②后牙钳。

图 2-2-35　**舌侧细丝切断钳**

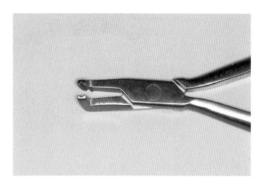

图 2-2-36　**舌侧末端切断钳**

5. 45° 舌侧多用途钳　用于舌侧正畸(图 2-2-37)。

6. 弓丝就位器　用于舌侧弓丝就位(图 2-2-38)。

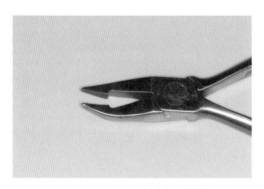

图 2-2-37　**45° 舌侧多用途钳**

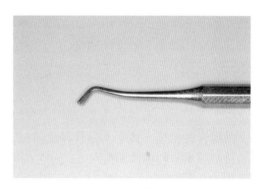

图 2-2-38　**弓丝就位器**

三、隐形矫治专用器械

1. 水平钳　可以通过在矫治器上夹出凹陷,来实现个别牙齿根转矩的加力;也可以在倒凹处或附件龈方夹出凹陷,增加隐形矫治器或保持器的固位(图 2-2-39)。

2. 垂直钳　可以分别在扭转牙颊舌侧相对的位置压出一对凹陷,形成一个扭转力偶;还可以在某个牙位上压出凹陷,产生一个轻推力,来矫治轻微的唇舌向不齐(图 2-2-40)。

3. 打孔钳　用于隐形矫治中剪除牙面上粘接舌侧扣对应位置的矫治器部分。打孔钳可以剪出一个半圆形缺口,为牙面粘接舌侧扣提供空间,从而不影响隐形矫治器的佩戴;另外,也可以剪掉需要软组织缓冲的部位,防止矫治器压迫牙龈(图 2-2-41)。

4. 泪滴钳　用于隐形矫治中剪除牵引钩对应位置的矫治器部分,形成可以牵引的斜槽。在龈方边缘钳出泪滴形缺口,泪滴形状的斜槽可以将弹性橡皮圈勾住,便于使用弹性牵引(图 2-2-42)。

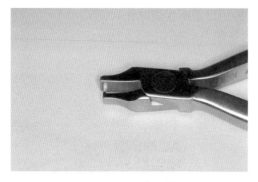

图 2-2-39　**水平钳**

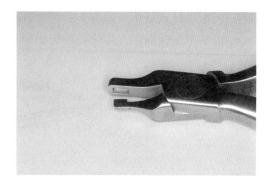

图 2-2-40　**垂直钳**

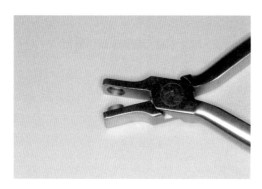

图 2-2-41　**打孔钳**

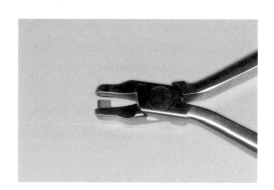

图 2-2-42　**泪滴钳**

四、微螺钉种植体支抗手术专用器械

微螺钉种植体支抗手术是将种植体植入颌骨内作为正畸支抗,配合固定矫治来完成整个矫治的技术。种植体的植入方式分为两种:自攻和助攻。

1. 自攻手柄和车针(图 2-2-43～图 2-2-45)。
2. 助攻手柄和车针(图 2-2-46)。

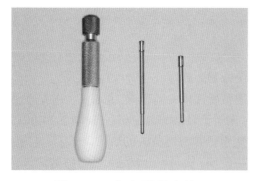

图 2-2-43　**自攻手柄和车针 1**

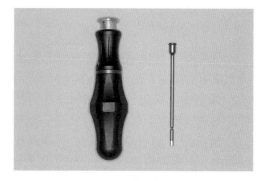

图 2-2-44　**自攻手柄和车针 2**

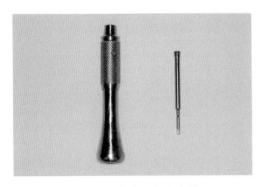

图 2-2-45 自攻手柄和车针 3

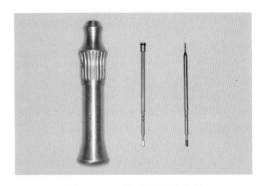

图 2-2-46 助攻手柄和车针

（张 雪 林 静）

第三章 口腔正畸常用护理技术

第一节 玻璃离子水门汀调拌技术

玻璃离子水门汀调拌技术是正畸科常用的护理技术,应用于正畸过程中粘接带环、粘接早期固定矫治器和制作树脂𬌗垫等。本节内容为粘接用玻璃离子水门汀调拌技术。

一、粘接用玻璃离子水门汀调拌技术

【用物准备】

玻璃离子水门汀粉和液、量勺、调拌板、调拌刀、75% 乙醇纱布、镊子罐、治疗巾、无菌纱布(图 3-1-1),需要粘接的带环或早期固定矫治器等。

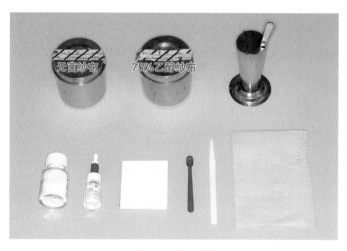

图 3-1-1 **用物准备**

【操作流程】

粘接用玻璃离子水门汀调拌技术操作流程见表 3-1-1。

视频:粘接用玻璃离子水门汀调拌技术

表 3-1-1　**粘接用玻璃离子水门汀调拌技术操作流程**

	操作流程	护理要点
1. 操作前	（1）准备用物，检查有效期，合理摆放用物	确定护理操作类型，准备用物
	（2）准备好需要粘接的带环或矫治器，消毒备用	认真核对带环位置型号及所需矫治器
2. 操作中	（1）铺治疗巾，再次核对用物有效期	检查有效期，粉剂有无受潮、结块，液剂有无沉淀、絮状物
	（2）合理摆放调拌刀、调拌板、无菌纱布、待粘接的带环或矫治器	注意摆放的位置，以方便操作和不违反无菌原则为先。为防止材料变色，须用专用的调拌板和塑料调拌刀
	（3）松粉（图 3-1-2），按比例取适量粉剂（图 3-1-3）和液剂，置于调拌板上	滴液时瓶口与调拌板垂直（图 3-1-4）。粉液相距 3～5cm（图 3-1-5）
	（4）盖好瓶盖，放回原处	用无菌纱布擦拭瓶口残留液剂
	（5）调拌玻璃离子水门汀，调拌好的材料均匀细腻，呈拉丝状 1～2cm，无余粉	将粉剂以 1/2 三分法分开（图 3-1-6），调拌时先加入 1/2，再加入 1/4，最后再加入剩余的 1/4。调拌时一手紧握调拌板，一手将调拌刀工作端前 1/3～1/2 紧贴调拌板，推拉或旋转加压研磨调拌（图 3-1-7），直至粉液混合均匀、无气体、无颗粒、表面光亮，呈拉丝状（图 3-1-8）。调拌时间不超过 20 秒，要求现调现用
	（6）收集调拌好的玻璃离子水门汀于调拌刀尖端（图 3-1-9），取适量材料涂抹于带环或需要粘接的矫治器上	材料收集完全：将调拌好的玻璃离子水门汀从带环龈端放入，置于带环高度的 1/2～2/3，厚度约 1mm，均匀涂抹在带环内缘一周（图 3-1-10）。如粘接其他矫治器应将材料均匀涂抹于需要粘接的位置
	（7）传递带环或矫治器	将带环或矫治器置于调拌板上，龈端朝下，递予医生（图 3-1-11）
3. 操作后	消毒处理用物，擦拭操作台面，洗手	用乙醇纱布擦拭玻璃板和调拌刀，并用清水冲洗干净。按要求处理用物

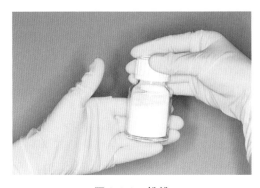

图 3-1-2　**松粉**

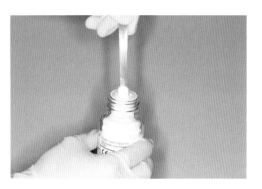

图 3-1-3　**取粉**

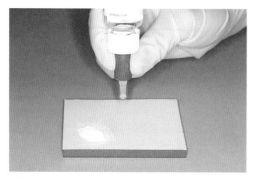

图 3-1-4　**垂直滴液**

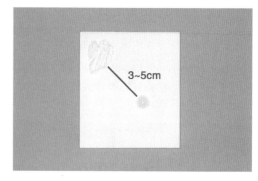

图 3-1-5　**粉液相距 3～5cm**

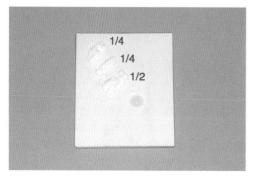

图 3-1-6　**1/2 三分法**

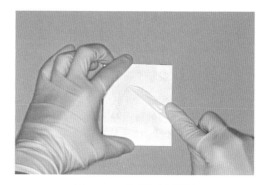

图 3-1-7　**加压研磨调拌**

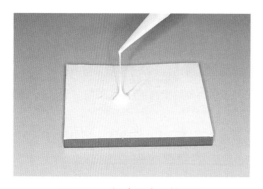

图 3-1-8　**粉液混合呈拉丝状**

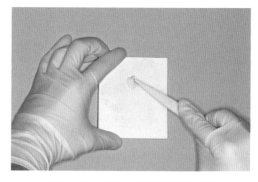

图 3-1-9　**收集材料于调拌刀尖端**

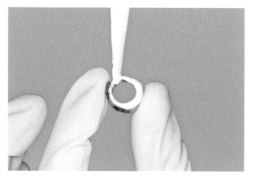

图 3-1-10　**涂抹带环**

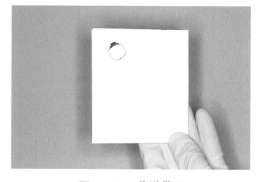

图 3-1-11　**传递带环**

二、粘接用玻璃离子水门汀调拌技术评分标准

粘接用玻璃离子水门汀调拌技术评分标准见附录 3。

（张　雪　姚鸿远　党维婧）

第二节　印模制取技术

正畸模型作为重要的临床资料，需要清晰准确地将患者治疗前、治疗中和治疗后的牙颌状况显示出来，通常用于错𬌗畸形的诊断、治疗方案的设计、治疗效果的比较、功能矫治器和活动矫治器的制作等。

正畸模型是患者牙、牙弓、牙槽、基骨、腭盖等形态及上下颌牙𬌗关系的精确复制，分为记存模型和工作模型。记存模型要准确清晰地显示牙、牙弓、基骨、前庭沟、移行皱襞、腭盖、系带等部分。工作模型是制作矫治器、弯制特殊弓丝及模型测量所必需的，除了准确清晰地反映牙齿和牙列，还根据不同用途有特殊要求。好模型的基础是好印模。本节将以藻酸盐印模为例介绍印模的制取。

一、藻酸盐印模制取技术

【用物准备】

1. 常规用物　口腔检查器械（口镜、镊子、探针）、吸引器管、防护膜、口杯、三用枪头、凡士林、干棉签（图 3-2-1）。

2. 印模制取用物　藻酸盐印模材料、半自动调拌机含橡皮碗、调拌刀、量杯、量勺、托盘、医用胶布（必要时）、红蜡片、酒精灯（图 3-2-2）、火柴。

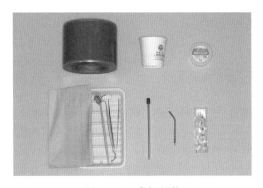

图 3-2-1　**常规用物**

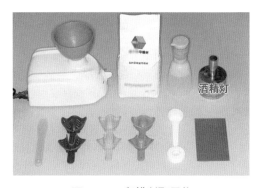

图 3-2-2　**印模制取用物**

【操作流程】

藻酸盐印模制取技术操作流程见表 3-2-1。

表 3-2-1 藻酸盐印模制取技术操作流程

操作流程	操作要点
1. 操作前 （1）核对患者信息,确定取模类型	制取印模前嘱患者放松,用鼻吸气口呼气。为患者佩戴胸巾,口杯漱口,贴防污膜,安装三用枪头和吸引器管,核对物品名称和有效期
（2）调整椅位高度,患者取坐位	调节椅位和灯光
（3）口腔检查:检查口腔卫生状况,有无修复体及活动矫治器,观察牙齿错位程度,牙列宽度、长度及腭盖深度	如有活动矫治器,嘱患者取出活动矫治器并协助清理口腔卫生
（4）润滑口周,试托盘:凡士林润滑口周,根据牙弓大小、形态,选择合适托盘	选择托盘时,上颌托盘后缘应盖过上颌结节,下颌托盘后缘应盖过最后一颗磨牙或磨牙后垫区;口内试托盘时无压痛,牙弓过长或过宽,可用熔化变软的蜡片加长、增宽托盘边缘,制作个性化托盘(图 3-2-3)。如患者口内佩戴固定矫治器,可沿托盘唇颊侧边缘粘贴医用胶布(图 3-2-4),增加固位,防止印模脱落、模型变形
2. 操作中 （1）调拌印模材料	
1）将橡皮碗安装在调拌机上,取适量的藻酸盐印模粉,加适量水(图 3-2-5)	水粉比例合适
2）将水粉混合均匀后,打开调拌机开关,转速 200r/min,调和时间 30 秒	调拌刀应紧贴印模机内壁,不直立,以免材料飞溅。调成的材料均匀、表面光滑、细腻,呈无气泡的糊状物(图 3-2-6)
（2）制取下颌印模	
1）盛入托盘:将材料的一半收成条状置于调拌刀上,先放入一侧(图 3-2-7),再把剩下的材料盛入另一侧 <center>视频:上颌印模制取</center>	在托盘上盛入材料时,注意用调拌刀压实印模材料,避免产生气泡
2）放入口内:操作者站在患者的正前方,左手轻拉患者口角,右手将托盘顺时针旋转放入口内,嘱其仰头抬舌的同时将托盘平行下压 <center>视频:下颌印模制取</center>	等待印模材料固化时,嘱患者头向下,用鼻吸气,口呼气,尽量不做吞咽动作,以减轻印模刺激引起的咽反射,减少不适,预防呕吐
3）取出托盘:待印模材料完全凝固后将其旋转取出	标准下颌印模如图 3-2-8 所示
（3）制取上颌印模	

续表

操作流程	操作要点
1）盛入托盘：将材料全部收集	由远中向近中一次加入，并压实（图 3-2-9）

视频：印模调拌并上上颌托盘

操作流程	操作要点
2）放入口内：操作者站在患者的右后方，左手轻拉上唇，右手将托盘逆时针旋转放入口内，牙列中线对准托盘中线凹陷处，放正后，由后向前向腭部托起托盘	放入托盘时应手法轻柔，双手托住托盘后端的同时，由后向前压向牙列，使唇颊侧印模充实，托盘就位后，固定好位置，固化前双手勿脱离、移动托盘

视频：印模调拌并上下颌托盘

操作流程	操作要点
3）取出托盘：取出托盘时，操作者应站在患者的正前方，先取出后部拉起上唇，左手辅助右手顺时针旋转取出	标准上颌印模如图 3-2-10 所示
（4）检查印模	制取标准：上下颌印模底部至前庭沟距离为 13mm，印模后壁平行，处于同一垂线上，唇系带位于正中位，颊系带、磨牙后垫清晰，腭盖无气泡（图 3-2-11，图 3-2-12）
（5）消毒印模	藻酸盐印模消毒，可在流动水下冲洗 30 秒，用 500mg/L 含氯消毒液浸泡 3~5 秒；用浸泡 500mg/L 含氯消毒液的毛巾或软质湿巾（不滴液）完成包裹，放入密闭自封袋，10 分钟后取出，取出后用流动水冲洗 30 秒，去除消毒液，与印模记录单一同送往灌模室。印模应及时灌注，若不能立即灌注，要用湿纱布覆盖，防止印模干燥变形
3. 操作后	口腔综合治疗台（即牙椅）复位，协助患者整理面容。整理用物，诊间消毒，遵从洁净到污染的原则	嘱患者漱口，清洁面部，解下胸巾，撤掉防污膜，冲洗管道（吸引器管、三用枪头）和痰盂，用乙醇纱布擦拭橡皮碗内壁和调拌机，擦拭口腔综合治疗台污染处、管道接头，摘手套后洗手

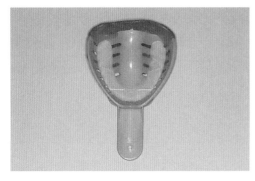

图 3-2-3 制作个性化托盘

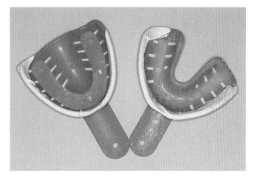

图 3-2-4 医用胶布粘贴托盘的边缘

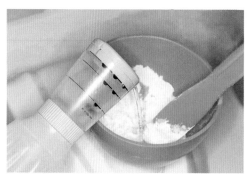

图 3-2-5 水粉比例合适

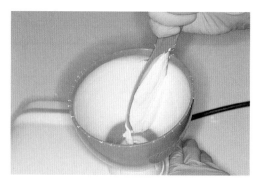

图 3-2-6 压实无气泡

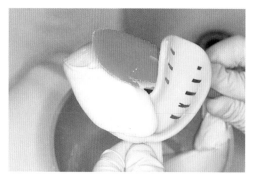

图 3-2-7 下颌先盛入一侧

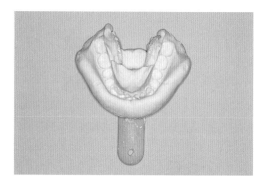

图 3-2-8 标准下颌印模

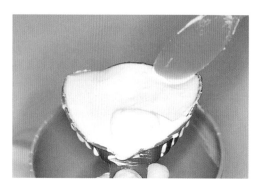

图 3-2-9 上颌托盘压实无气泡

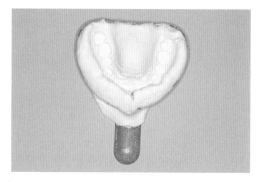

图 3-2-10 标准上颌印模

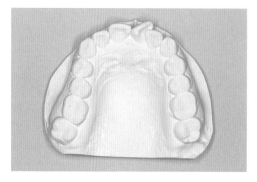

图 3-2-11 上颌模型

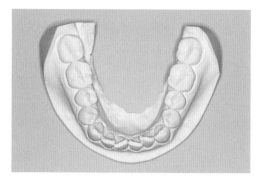

图 3-2-12 下颌模型

二、特殊患者印模制取技巧

（一）牙周病患者印模制取技巧

1. 操作前 嘱患者漱口，托盘放入口内之前，嘱患者吞咽唾液，无菌干棉球擦拭牙齿，保持口内干燥，减少印模气泡的产生；调拌好的印模材料要比常规材料稍稀，呈糊状，稀稠度以调拌刀可控为宜。

2. 操作中 先将少许印模材料涂抹在患者牙间隙及牙龈退缩部位，以保证制取出的印模无气泡；待口内印模材料凝固后，先轻轻松动后牙印模，再松动前牙印模，让空气充分进入，利于印模取出。

3. 操作后 上下颌模型核对咬合关系时要轻拿轻放（图 3-2-13～图 3-2-16）。

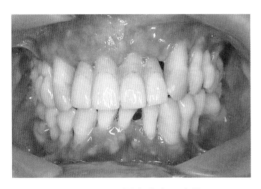

图 3-2-13 牙周病患者口内像 1

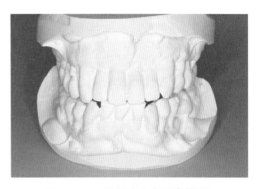

图 3-2-14 牙周病患者石膏模型 1

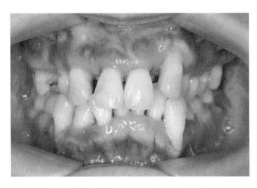

图 3-2-15 牙周病患者口内像 2

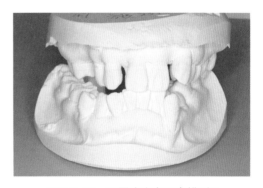

图 3-2-16 牙周病患者石膏模型 2

（二）儿童患者印模制取技巧

1. 操作前 与家长和患者沟通，询问是否进食，肥胖或扁桃体肿大的患者尽量在空腹状态下制取印模；向家长交代操作流程，缓解家长和患者的紧张情绪，取得患者配合。

2. 操作中 调拌儿童印模材料应比常规材料稍稠一些，上颌托盘后部较常规少放印模材料，减少由材料流动引起的恶心不适。协助患者稍仰头，托盘放入口内前，嘱患者吞咽唾液；托盘放入口内时，微张嘴，叮嘱身体尽量不动，可和患者一同轻轻数数字，操作中做好患者的行为管理，取得患者的配合。

3. 操作后 注意涂抹凡士林，保护患者口周黏膜和皮肤。

（三）唇腭裂患者印模制取技巧

1. 操作前 查看患者上颌唇腭裂的部位和裂隙大小。告知患者家长，取下颌印模基本无不适,上颌印模制取时牵拉口角,会引起上唇不适。用医用胶布包裹托盘边缘,以防脱模。由于患者上下颌牙弓大小不匹配,选择托盘时要根据患者口内情况,选择合适的托盘,如遇上颌唇部软组织过紧,可能需要托盘塑形,制作个性化托盘,准备无菌纱布,选择纱布置于腭裂间隙。

2. 操作中 取上颌印模时,嘱患者稍低头,左手牵拉患者上颌口角的同时嘱其尽量放松,减少口唇软组织因牵拉引起的不适。右手将托盘旋转放入口内,再次确认腭裂口处的纱布位置完好,托盘就位后,整塑上唇软组织,尽量将唇裂位置的软组织制取清晰。托盘取出后,检查腭裂口处纱布是否和印模材料一同取出,同时检查口内有无残留印模材料。

3. 操作后 协助患者漱口,清理口周印模材料,再次涂抹凡士林润滑口周。检查印模是否符合标准,重点关注前庭沟、左右两侧上颌结节、上颌唇系带、牙槽嵴裂隙是否清晰完整。

(姚鸿远)

第三节 石膏模型灌注技术

印模灌注是将模型材料灌注到印模中的操作,模型材料凝固所形成的阳模为模型,即物体的凹型、复刻型;印模灌注的材料为石膏,分为普通石膏、硬石膏和超硬石膏。

一、石膏模型灌注技术

【用物准备】
调拌刀、橡皮碗、石膏粉、水。
【操作流程】
石膏模型灌注技术操作流程见表3-3-1。

表 3-3-1 石膏模型灌注技术操作流程

操作流程	操作要点
1. 核对信息	印模与模型申请单一致
2. 选取石膏	记存模型一般使用超硬石膏,工作模型一般使用普通石膏、硬石膏、超硬石膏,研究模型一般使用普通石膏
3. 调制石膏	水粉比例合适,先放水再放石膏,以石膏浸入水中而没有过多水为宜。调和方向一致,速度不能太快,时间不超过60秒,石膏(调和体)细腻无气泡即可使用
4. 灌注模型 视频:上颌印模灌注 视频:下颌印模灌注	放置少量石膏(调和体),由高点开始灌注,震荡流向四周,可借助振荡器,避免气泡(图3-3-1,图3-3-2);石膏应充满全口牙列,灌注上颌时石膏应高出腭盖1.5cm,灌注下颌时石膏应高出口底软组织1.5cm;如后期要用石膏修整机修整模型,则应灌注较大较厚的基座,以备选磨、修整,厚度为1cm以上,平行于咬合面,边缘向中部聚拢
5. 分离石膏模型	石膏面朝上放置,15分钟后初凝,基本凝固后才能取出模型。取出时,先用调拌刀轻敲去除阻挡脱模的石膏,轴向加力、垂直于咬合面脱位,方向与前牙的牙体长轴一致(图3-3-3,图3-3-4)
6. 修整边缘	工作模型、研究模型用石膏剪修整好边缘(图3-3-5,图3-3-6),记存模型可用石膏修整机将石膏模型边缘和底座磨平(图3-3-7~图3-3-12)

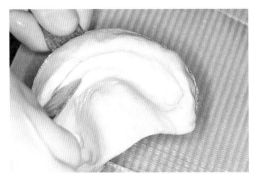

图 3-3-1　灌注上颌模型

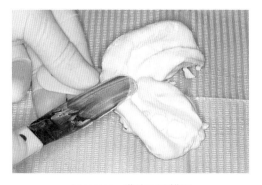

图 3-3-2　灌注下颌模型

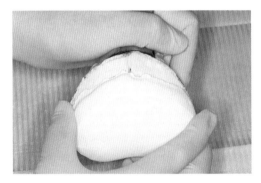

图 3-3-3　分离上颌石膏模型

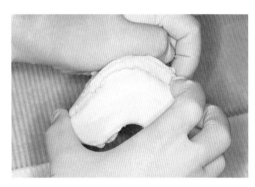

图 3-3-4　分离下颌石膏模型

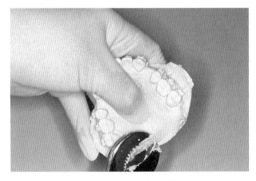

图 3-3-5　修整上颌工作模型

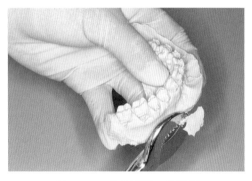

图 3-3-6　修整下颌工作模型

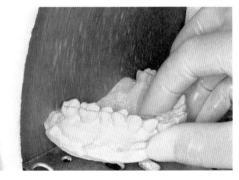

图 3-3-7　打磨上颌记存模型 1

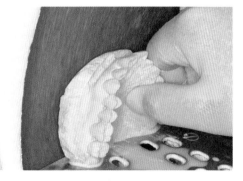

图 3-3-8　打磨上颌记存模型 2

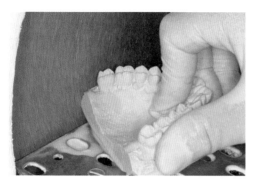

图 3-3-9 打磨上颌记存模型 3

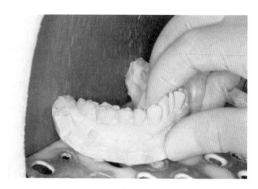

图 3-3-10 打磨下颌记存模型 1

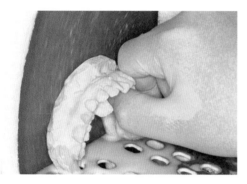

图 3-3-11 打磨下颌记存模型 2

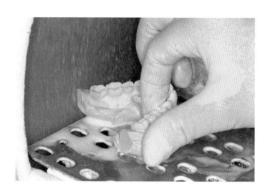

图 3-3-12 打磨下颌记存模型 3

二、模型灌注易出现的问题及原因分析

1. 石膏瘤或结节　原因为空气、唾液、食物残留，牙面附着物未去除。

2. 缺损或气泡　原因为印模材料过稠或过稀，托盘伸展不够，加压不足，印模材料流失，肌功能修整过早。

3. 牙齿变形　制取的阴模取出过早导致前牙拉长变薄、后牙皱缩，或印模材料固化末期移动导致前牙切端变厚、后牙变宽或双重咬合面。

4. 表面粗糙　原因为印模材料快凝固时制取印模，灌注石膏时水粉比例错误或石膏变质。

5. 特殊解剖部位不清晰　原因为倒凹或深部没有吹干，没有加压取模，动态部位没有做适当肌功能修整。

6. 尺寸误差　与石膏模型分离时机、水粉比例、灌模时机、石膏类型等有关。

三、登记模型信息

将患者姓名、年龄、性别、病历号、医生姓名、制取时间写在石膏模型底座上。记存模型应由模型室登记后送到医生处，医生使用完毕送到模型库统一保存；工作模型经模型室登记后，连同设计单一起送到技工室制作矫治器。

（姚鸿远）

第四节 数字化口内扫描技术

近几年,口内数字印模技术,即"直接法"印模技术的兴起,为口腔医学临床诊疗模式带来了新的变革。其中,口内扫描仪的数字印模是关键环节。该技术不需要临床制取印模、翻制石膏模型的传统操作流程,也不需要等待印模材料凝固和印模消毒、模型灌注,减少了材料、人工的消耗和辅助,临床医护人员可直接获取数字印模。与传统的硅橡胶印模相比,口内扫描仪制作的数字印模具有患者体验好、制取时间短、精确度高等特点,可以直观地查看数据,在屏幕上观察牙齿细节。这些扫描出来的数据,经过计算机加工后,可以得到临床端和3D打印机所需要的所有口内数据。

一、口内扫描技术

口内扫描技术是指应用口内扫描仪直接在患者口内获取牙齿、牙龈、黏膜等软硬组织表面三维形态及彩色纹理信息的技术。

【用物准备】

1. 常规用物 口腔检查器械(口镜、镊子、探针)、吸引器管、防护膜、护目镜、口杯、三用枪头、干棉球、凡士林棉签、75%乙醇纱布、扫描头套筒(图 3-4-1)等。

2. 口内扫描仪(图 3-4-2)。

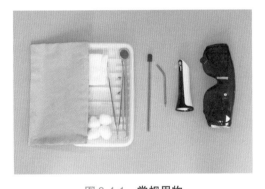

图 3-4-1 **常规用物**

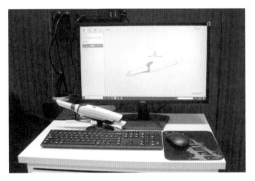

图 3-4-2 **口内扫描仪**

【操作流程】

口内扫描技术操作流程见表 3-4-1。

表 3-4-1 **口内扫描技术操作流程**

操作流程		操作要点
1.操作前	(1)核对患者信息,协助就座,打开医生账号,填写患者信息,核对扫描类型	扫描前告知患者扫描的大致过程,如有不适及时告知
	(2)嘱患者漱口	如有活动矫治器或保持器,嘱患者先取出留存好
	(3)为患者佩戴护目镜,系一次性胸巾,调整椅位,安装扫描头套筒,检查患者口内情况,清洁并干燥隔湿	用吸引器管吸引患者口内唾液,再用三用枪头把牙面吹干,必要时使用干棉球隔湿

续表

操作流程	操作要点

2. 操作中 （1）扫描下颌牙齿

视频：口内扫描上颌牙齿

1）下颌𬌗面：从下颌一侧末端磨牙𬌗面开始，扫描至对侧末端磨牙（图3-4-3）	扫描枪头始终朝向患者咽部，保持牙列在镜头中间连续平稳移动，镜头贴近牙面；扫描后牙区时，镜头平行𬌗面（图3-4-4）；前牙区注意牵拉唇部软组织，镜头适当舌倾（图3-4-5）
2）下颌舌侧面：将扫描镜头转向舌面，扫描至对侧末端磨牙的舌面（图3-4-6）	扫描舌侧面时，扫描枪尽量垂直于牙弓，适当扭转镜头扫描舌侧的近远中（图3-4-7，图3-4-8）
3）下颌颊侧面：将扫描镜头转向颊面，从一侧末端磨牙颊侧扫描至中线，再从对侧末端磨牙颊侧扫描至中线（图3-4-9）	扫描后牙区颊侧面时，镜头与𬌗面约成45°，取景器中可同时看到𬌗面和颊面（图3-4-10）；前牙区颊侧面如图3-4-11所示
4）下颌前牙切端：在下颌前牙区旋转并完成扫描（图3-4-12）	镜头贴近牙面，牵拉唇颊侧软组织；镜头由舌侧向颊侧翻转，横向握持扫描枪，扫左侧时扫描枪头朝左（图3-4-13），扫右侧时扫描枪头朝右（图3-4-14），始终保持切端在镜头中间
（2）扫描上颌牙齿	操作要点基本同下颌牙齿

视频：口内扫描下颌牙齿

1）上颌𬌗面：从上颌一侧末端磨牙𬌗面开始，扫描至对侧末端磨牙𬌗面（图3-4-15）	扫描后牙区时，镜头平行𬌗面；前牙区适当牵拉唇部软组织，镜头适当向腭侧倾斜
2）上颌腭侧面：将扫描枪转至腭侧面，扫描至对侧末端磨牙的腭侧面（图3-4-16）	扫描枪尽量垂直于牙弓，适当扭转镜头扫描腭侧的近远中
3）上颌颊侧面：将扫描枪转至上颌颊面，从磨牙扫描至中线，再从对侧末端磨牙扫描至中线（图3-4-17）	扫描后牙区时，镜头与𬌗面约成45°，取景器中可同时看到𬌗面和颊面；前牙区镜头贴近牙面，牵拉唇颊侧软组织
4）上颌前牙切端：在上颌前牙区旋转并完成扫描（图3-4-18）	镜头从腭侧向颊侧翻转，使切端保持在取景器中间
5）扫描腭盖	从上颌中切牙处开始扫描，以"S"形向两侧牙齿腭侧移动，直到扫完最后一颗磨牙远中

操作流程	操作要点
（3）扫描咬合关系： 视频：口内扫描咬合关系 患者处于牙尖交错位，张口将镜头放入颊侧，再次回到牙尖交错位；从后牙向前牙波浪式移动，直至咬合信息自动拼接（图 3-4-19）。以同样方法扫描对侧咬合	在患者咬合前，要吸除口内唾液。先确定牙尖交错位，将扫描枪对准第一磨牙，使镜头处于上下颌中间，取景器内可同时看到上下颌牙列。保持镜头紧贴颊侧牙弓（图 3-4-20）
（4）检查扫描图像	除三角间隙外，牙齿表面无缺失部分；扫描图像包含牙槽骨、腭、移行皱襞、唇系带的软组织和牙龈组织；末端牙齿的远中解剖结构完整；稳定的牙齿切缘；缺失牙的邻牙邻面结构完整；正确的咬合关系
（5）发送并保存扫描文件	将文件发送至云端，同时发送到医生账号。告知医生患者扫描完成，嘱患者若牙齿发生变化，要及时告知医生
3.操作后　（1）护理患者 （2）整理用物，进行物体表面消毒	复位口腔综合治疗台，协助患者清洁面部、漱口 去除防护膜、扫描头套筒、吸引器管和三用枪头，冲洗管道和痰盂；遵从洁净到污染的原则，用乙醇纱布擦拭口内扫描仪的扫描枪和显示屏，并安装好扫描保护套。擦拭口腔综合治疗台污染处、管道接头
（3）摘手套，洗手	七步洗手法

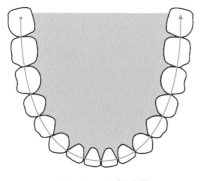

图 3-4-3　下颌𬌗面

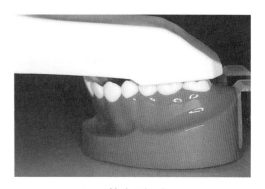

图 3-4-4　镜头平行后牙区𬌗面

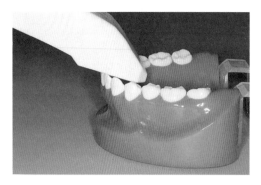

图 3-4-5　前牙切端镜头适当舌倾

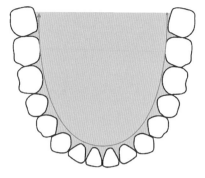

图 3-4-6　下颌舌侧面

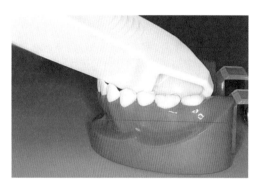

图 3-4-7　扫描后牙舌侧面

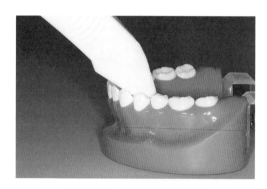

图 3-4-8　扫描前牙舌侧面

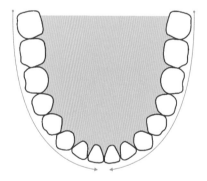

图 3-4-9　下颌颊侧面

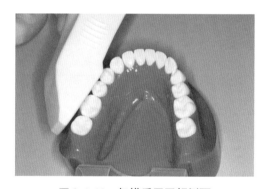

图 3-4-10　扫描后牙区颊侧面

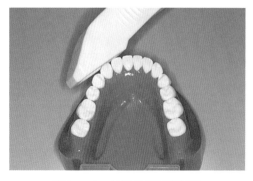

图 3-4-11　扫描前牙区颊侧面

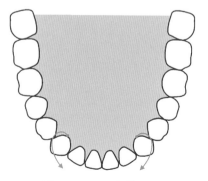

图 3-4-12　下颌前牙区

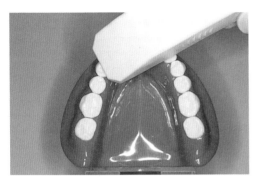

图 3-4-13 扫描前牙切端左侧

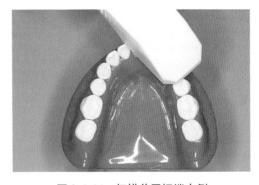

图 3-4-14 扫描前牙切端右侧

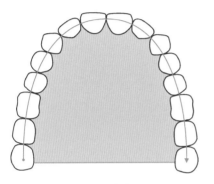

图 3-4-15 上颌𬌗面

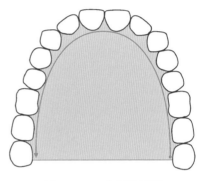

图 3-4-16 上颌腭侧面

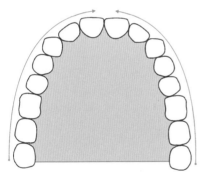

图 3-4-17 上颌颊侧面

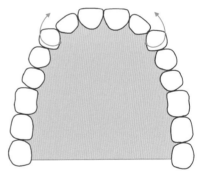

图 3-4-18 上颌前牙区

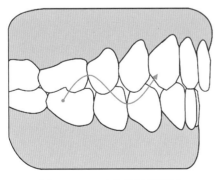

图 3-4-19 咬合关系示意图

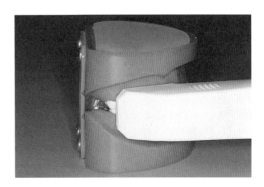

图 3-4-20 扫描咬合关系

二、数字化口腔印模评分标准

数字化口内印模制取评分表见附录4。

三、疑难部位及特殊牙齿口内扫描技巧

1. 磨牙远中扫描技巧

（1）尽量将扫描枪伸向末端磨牙远中，使取景器中可看到远中（图3-4-21）。

（2）扫描枪抬离𬌗面，使镜头更多地扫描到牙齿远中结构（图3-4-22）。

（3）镜头分别转向颊侧和舌侧（图3-4-23，图3-4-24），扫描全口牙列远中结构。

（4）取景器内看到远中结构后，保持1～2秒，平稳轻度调整镜头角度。

2. 磨牙颊倾扫描技巧　嘱患者口唇放松，头偏向需要扫描的一侧，使用扫描枪定位；再嘱患者稍闭口唇，面部肌肉放松，将扫描枪向颊侧旋转，扫描颊侧牙齿结构。

3. 金属冠和烤瓷冠扫描技巧　保持牙面干燥，同时关闭口腔综合治疗台灯光，减少反光。多次调整扫描角度，扫描牙齿近中和远中（图3-4-25～图3-4-28）。

4. 缺失牙扫描技巧　对缺失1～3颗牙的患者进行扫描时，上颌缺失牙处应多扫描牙龈组织和腭侧软组织，下颌缺失牙处应多扫描牙龈组织和舌侧软组织，并且把缺失牙的邻牙邻面扫描完整（图3-4-29～图3-4-32）。

5. 牙周炎扫描技巧　首先保证牙周炎患者牙面干燥，将扫描枪置于牙间隙处，多次向2颗邻牙的近远中旋转，尽可能扫全牙冠部分（图3-4-33～图3-4-35）。

6. 末端磨牙萌出不全扫描技巧　末端磨牙萌出高度不足时，一定要扫描到牙龈软组织，保证扫描的完整性，以防系统自动截掉未萌出的组织，再次重复扫描（图3-4-36，图3-4-37）。

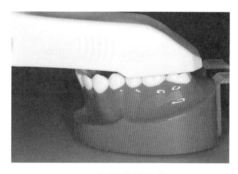

图 3-4-21　**扫描枪伸向磨牙远中**

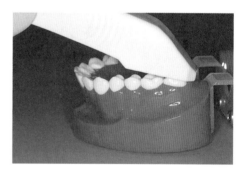

图 3-4-22　**扫描枪抬离𬌗面**

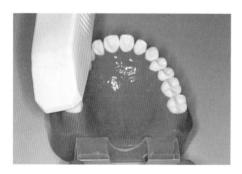

图 3-4-23　**镜头转向颊侧**

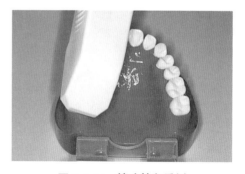

图 3-4-24　**镜头转向舌侧**

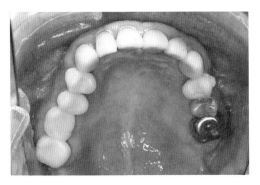

图 3-4-25　金属冠

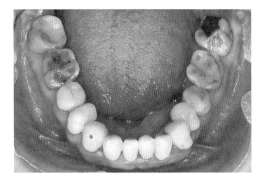

图 3-4-26　烤瓷冠

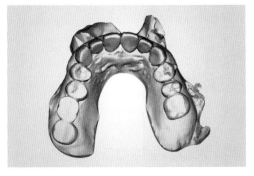

图 3-4-27　金属冠扫描成像

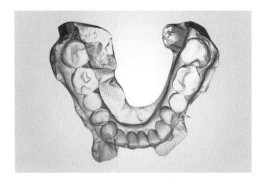

图 3-4-28　烤瓷冠扫描成像

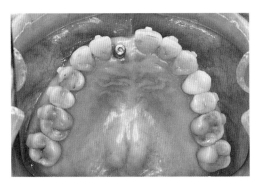

图 3-4-29　缺失 1 颗牙 1

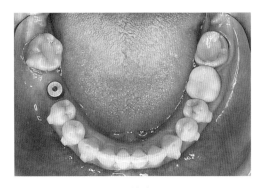

图 3-4-30　缺失 1 颗牙 2

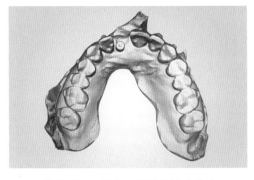

图 3-4-31　缺失 1 颗牙扫描成像 1

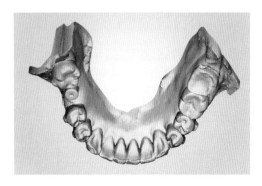

图 3-4-32　缺失 1 颗牙扫描成像 2

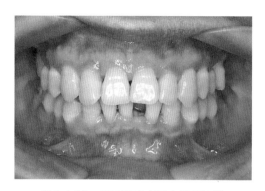

图 3-4-33　牙周炎患者口内像正面像

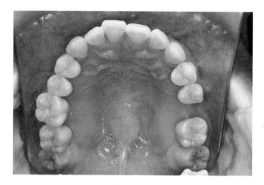

图 3-4-34　牙周炎患者口内像上颌𬌗面像

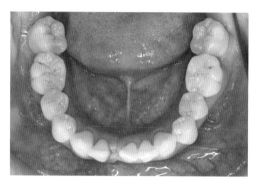

图 3-4-35　牙周炎患者口内像下颌𬌗面像

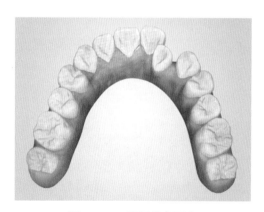

图 3-4-36　磨牙萌出不全

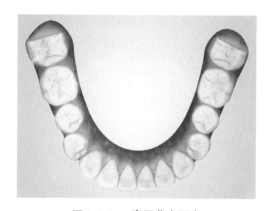

图 3-4-37　磨牙萌出不全

四、口内扫描技术的注意事项

1. 扫描前嘱患者刷牙,应在良好的口腔卫生状况下进行扫描,否则影响扫描成像。

2. 扫描过程中及时吸除口内唾液,嘱患者用鼻子呼吸,以免口呼气引起扫描枪头起雾气,影响成像;镜头要紧贴牙面,以防采集不到清晰的牙齿结构;注意牵拉患者颊侧软组织,以保证扫描图像成像清晰完整;最大限度地扫描患者的软组织,尽可能多地呈现患者的口内数据;缺失区域需要补扫,应先将扫描枪置于需要补扫的区域,再开始扫描。

3. 扫描咬合时先确定牙尖交错位,嘱患者咬住不动,以免咬合错位影响精确度。

4. 扫描完成后对周边环境消毒。首先,去掉防污膜;然后,用 75% 乙醇纱布或消毒湿巾擦拭扫描枪手柄、把手、显示屏、鼠标、键盘。

5. 扫描完成后对扫描头套筒进行清洁消毒。

（1）使用 75% 乙醇纱布或消毒湿巾仔细擦拭扫描头套筒，确保无任何污垢残留。

（2）用干纱布擦干扫描头套筒，确保镜片没有水印痕迹。

（3）从扫描枪上取下扫描头套筒，将扫描枪保护套安装在扫描枪镜头上，将扫描枪放回支架上。

（4）扫描头套筒可高水平消毒，选择浓度高于 0.3% 邻苯二甲醛溶液浸泡至少 12 分钟，浸泡后用清水冲洗扫描头套筒，擦干表面，清洁保存；也可塑封包装后，高温高压消毒灭菌。

（陈会燕）

第五节　口腔照相技术

正畸科照相技术是正畸治疗中采集患者资料的方法之一，也是口腔疾病诊断、学术交流、数字化教学、医技患交流的重要手段。

一、照相室空间布局

在口腔正畸科条件允许的情况下，设置一个专门用于拍摄面𬌗像的照相室。照相室分为拍摄面像的区域和拍摄𬌗像的区域。

拍摄正畸面像对光线的要求比较高，仅借助自然光源没有办法达到较好的拍摄效果，所以一般会准备 2～3 个影室灯来补充光源。拍摄面像的背景颜色应与面部及头发形成鲜明对比，以便突出面部轮廓，背景质地宜粗糙，不宜选用光滑的墙壁。拍摄面像时，建议患者与拍摄者固定距离。拍摄面像区域的布局大概如下（图 3-5-1）。

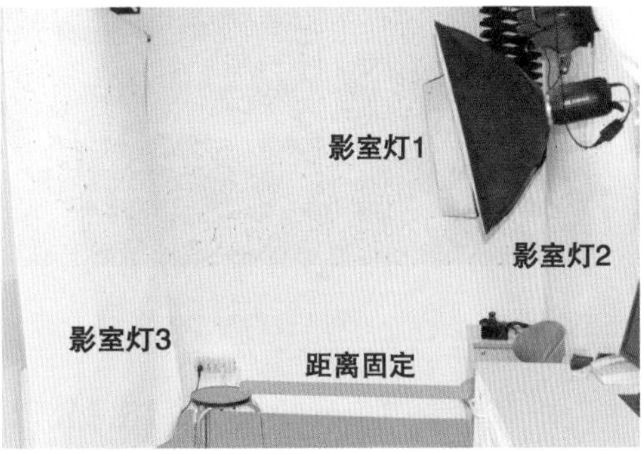

由于拍摄𬌗像的相机安装环形闪光灯，所以对外部光线要求不高，自然光源即可。

图 3-5-1　拍摄面像区域的布局

二、照相器材的选择

（一）拍摄面像的器材

拍摄面像需要面像相机、影室灯及附件、无线引闪器和面像背景。其中，拍摄面像的相机由机身、镜头、无线引闪器（此处为发射器，安装在相机热靴上，接收器安装在影室灯 PC 端）、存储卡、相机电池组成（图 3-5-2）。

1. 机身　口腔正畸医学摄影常用的器材为数码单镜头反光相机。口腔摄影需要了解并调节好相机上的相关参数。首先，要将曝光模式调至手动 M 模式；然后，再通过调节 ISO 感光度、快门速度、光圈等参数来拍摄面像和𬌗像。口腔

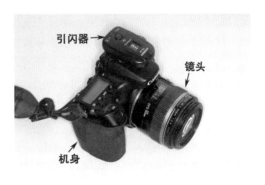

图 3-5-2　面像相机

摄影一般选用较小的 ISO 感光度数值,这样拍摄出的照片才更加清晰自然。快门速度是快门值的倒数,如快门值为 125,那么快门速度即为 1/125 秒,较小的快门值更能够满足口腔摄影对曝光时间的需求。拍摄面像,光圈要根据外部光线和拍摄需求来做相应的调整;拍摄𬌗像,由于景深原因,需要较小的光圈(大光圈值),光圈越小,景深越大,图片越清晰。一般拍摄前要手动设置好白平衡,为使照片颜色更加自然,口腔摄影一般采用自动模式的白平衡。

2. 镜头 选择定焦微距镜头,微距镜头可以把所需要拍摄的细微部分都呈现在画面之中,有较大的放大倍率,一般可达到 1∶1。拍摄照片时,通过改变镜头上的刻度标尺来调节放大倍率。定焦镜头没有变焦功能,拍摄范围固定,如果想要改变拍摄范围需要移动相机位置。口腔摄影一般选择 60~120mm 范围内焦距的镜头。拍摄时根据具体情况改变对焦方式,选择自动对焦(automatic focus,AF)或手动对焦(manual focus,MF)。

3. 无线引闪器 常成对使用,发射器和接收器分别安装在相机热靴和影室灯的 PC 端上。发射器和接收器须使用相同频道,如全上、全下、一上一下等(图 3-5-3,图 3-5-4)。

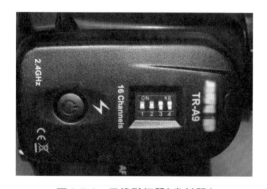

图 3-5-3 无线引闪器(发射器)

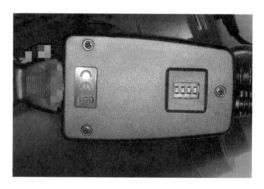

图 3-5-4 无线引闪器(接收器)

4. 存储卡 单反相机的存储卡分为 CF 卡和 SD 卡两种类型。CF 卡是一种移动存储设备,存储量大,读写速度快,安全性好,不足之处是体积大,价格高。SD 卡是基于半导体闪存工艺的存储卡,应用较为广泛,缺点是读写速度慢,安全性较 CF 卡差,但是价格较 CF 卡低,体积小。现阶段使用较多的为 SD 卡。

5. 相机电池 相机机身电池一般为原装配备的锂电池。

6. 影室灯及附件 正畸面像的拍摄需要稳定均匀的光源,通过大功率影室灯进行补光,可使面部受光均匀、对称。影室灯的功率选择 300~400W 即可,功率太大、热度过高费电,效果不好控制。影室灯反光罩一般使用标准型,影室灯外的柔光箱有八角形、正方形、长方形、条形等,柔光箱直径或边长根据影室灯的功率大小来选择。

7. 面像背景 正畸拍摄面像常用纯色背景,一般为白色和蓝色,用背景支架支撑置于被拍摄者后方,材质一般为数码 PP 纸、数码白画布和纯棉布。

(二)拍摄𬌗像的器材

拍摄𬌗像的器材主要有𬌗像相机、照相拉钩、反光板、背景板、吹风机或防雾持镜器等。其中,拍摄𬌗像的相机包括机身、镜头、环形闪光灯、存储卡和相机电池(图 3-5-5)。

1. 机身 同面像相机。

2. 镜头 同面像相机。

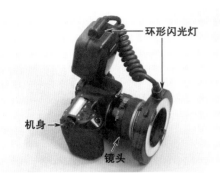

图 3-5-5 殆像相机

3. 环形闪光灯 口腔摄影一般使用环形闪光灯。它分为两部分,一部分环形灯管安装在相机镜头上,另一部分主控单元安装在相机热靴上,两部分通过连接线连接。环形闪光灯功率小,多配有效果灯,光线均匀没有阴影,拍摄的物像清晰、明亮,更接近自然,非常适合医学领域近距离拍摄。

4. 存储卡 同面像相机。

5. 相机电池 机身电池同面像相机,环形闪光灯电池通常使用四节五号干电池。

6. 照相拉钩 用于拉开口唇软组织,可充分暴露口内所需拍摄的牙齿、牙龈、黏膜等部位,由耐高温的塑料制成。常用类型:一对正位大拉钩,一对正位小拉钩,一个侧方拉钩(图 3-5-6)。

7. 反光板 用于反射口腔内部结构,以便于拍摄。可分为拍摄殆面像反光板(图 3-5-7)和拍摄侧面像反光板(包括唇颊侧两种)(图 3-5-8)。反光板有玻璃、金属两种材质。

8. 背景板 常用的黑色背景板可以去除背景干扰,形成鲜明对比,让画面更加干净清晰(图 3-5-9)。

9. 吹风机或防雾持镜器 可辅助拍摄殆面像,去除反光板上的雾气。防雾持镜器上带有吹风装置和 LED 灯,可辅助吹风去除雾气和照明,使拍摄殆面像时更方便对焦,提高拍摄效率。

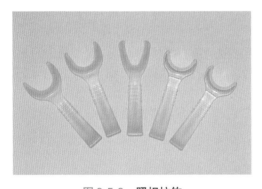

图 3-5-6 照相拉钩

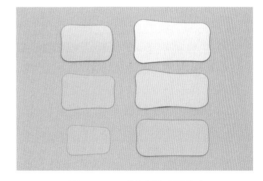

图 3-5-7 反光板(殆面像)

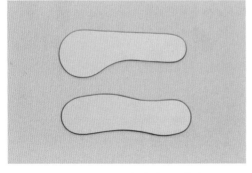

图 3-5-8 反光板(侧面殆像)

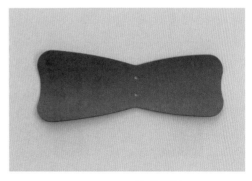

图 3-5-9 黑色背景板

三、照片拍摄的标准

（一）拍摄面像的标准

正畸面像分为正面像、侧面像、45°面像等几种类型。每个位置可根据患者具体情况加拍相应微笑像。其中，侧面像和45°面像也分为左侧和右侧。拍摄面像时，ISO感光度、快门速度、光圈都是固定不变的（参考数据：ISO感光度100，快门速度1/125，光圈7.1）。正畸面像一般采用竖式拍摄。

1. 正面像（图3-5-10） 主要观察患者面部是否对称，面部上、中、下比例关系，唇齿关系，以及颅、颌、面之间的关系。

（1）拍摄前准备：要求患者处于自然头位，即保持头、肩、背直立呈一条直线不要倾斜，面部的肌肉自然放松，双眼平视前方，两唇自然闭合，牙齿咬合于最大牙尖交错𬌗，头发梳到耳后露出耳朵，露出颈部。

（2）拍摄要求：拍摄者位于患者正前方，相机镜头长轴与水平面平行，与患者鼻根部等高（图3-5-11）。

（3）取景构图：画面包括患者正面全脸。患者头顶到画面上缘留有适当的距离，下缘至锁骨。面部位于画面的正中且中线位于画面的垂直中线上。鼻梁位于画面正中，与画面左右两侧距离相等。两眼瞳孔连线与水平面平行，外眦到同侧耳郭距离相等。

（4）对焦点：鼻梁。

2. 正面微笑像（图3-5-12） 拍摄微笑像时，嘱患者自然微笑，其他要求同正面像。拍摄时注意调节患者情绪，用幽默的语言或行为动作使其在放松状态下配合拍摄，以达到自然微笑的目的。大部分微笑像是需要拍摄者迅速地捕捉微笑瞬间进行拍摄的（图3-5-13）。

3. 侧面像（图3-5-14） 主要观察侧貌、颅骨、上下颌之间的矢状位置关系，鼻唇角，鼻、唇与颏之间的矢状关系。

（1）拍摄前准备：要求患者保持头、肩、背直立呈一条直线不要倾斜，面部肌肉自然放松，双眼平视前方，两唇自然闭合，牙齿咬合于最大牙尖交错𬌗，头发梳到耳后，露出耳郭部位，露出颈部。

（2）拍摄要求：拍摄者位于患者侧方，相机镜头的长轴与水平面平行，与患者正中矢状面垂直，与耳屏区域等高（图3-5-15）。

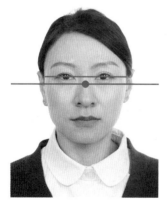

图3-5-10　正面像
（蓝色线为标准线，红色线为水平线，红点为对焦点）

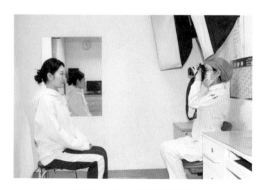

图3-5-11　拍摄正面像

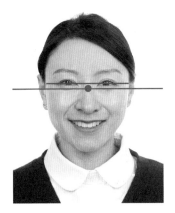

图 3-5-12　**正面微笑像**
（蓝色线为标准线,红色线为水平线,红点为对焦点）

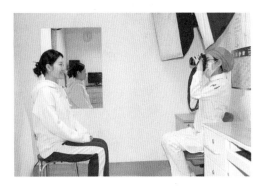

图 3-5-13　**拍摄正面微笑像**

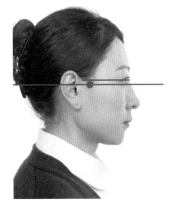

图 3-5-14　**侧面像**
（蓝色线为标准线,红色线为水平线,红点为对焦点）

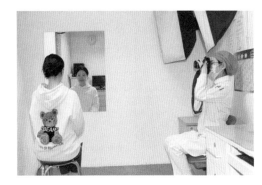

图 3-5-15　**拍摄侧面像**

（3）取景构图:包括患者的整个侧面。患者侧面位于画面正中间,头顶到画面上缘留有适当的距离,下缘到患者锁骨,鼻尖到画面边缘也要留有适当的距离,不能紧贴画面边缘,眶耳平面(眼外眦到耳郭最高点的连线)与水平面平行。

（4）对焦点:患者耳屏区域。

4. 45°面像、45°微笑像(图 3-5-16)　反映正面像和侧面像的比例,同时也展示了面部整体的美学轮廓,直观生动。

（1）拍摄前准备:要求患者保持头、肩、背直立呈一条直线不要倾斜,面部肌肉自然放松,双眼平视前方,两唇自然闭合,牙齿咬合于最大牙尖交错𬌗,头发梳到耳后,露出颈部。拍摄微笑像时应展现患者最自然的微笑。

（2）拍摄要求:拍摄者位于患者的侧前方,镜头长轴与患者的正面部和正中矢状面呈45°角,与耳屏区等高(图 3-5-17)。

（3）取景构图:画面包括患者一侧侧面,另外一侧可到对侧眼睛外眦部位。头部侧面位于画面中部,头顶距画面上缘留有适当的距离,下缘至患者的锁骨,眶耳平面(外眦到耳郭最高点的连线)与水平面平行。

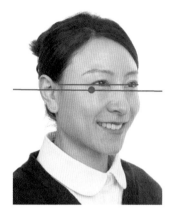

图 3-5-16 **45° 微笑像**
（蓝色线为标准线,红色线为水平线,红点为对焦点）

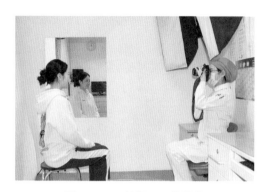

图 3-5-17 **拍摄 45° 微笑像**

（4）对焦点：眶下区或颧骨。

（二）拍摄𬌗像的标准

正畸𬌗像主要有正面𬌗像、覆𬌗覆盖像、侧面𬌗像、示齿像、正面口唇像、𬌗面像等。拍摄𬌗像时的对焦模式、ISO 感光度和快门速度均不变,光圈根据所拍𬌗像的不同而改变。𬌗像一般采用水平式拍摄（表 3-5-1）。

表 3-5-1 **拍摄𬌗像的参考数据**

相机参数	正面𬌗像、侧面𬌗像、示齿像	覆𬌗覆盖像、特写像	𬌗面像
ISO 感光度	200	200	200
快门速度	1/200	1/200	1/200
光圈值	22	25	16/18/20/25

注：拍摄𬌗像的数据根据不同厂家生产的反光板不同,光圈值不同。

1. 正面𬌗像（图 3-5-18） 主要看的是上下颌的咬合关系、唇侧软组织、牙齿形态、大小比例、排列情况、牙周状况等。

（1）拍摄前准备：要求患者保持头、肩、背直立呈一条直线不要倾斜,双眼瞳孔连线与水平面平行。清洁患者口腔,用两个正位拉钩水平拉开口唇,充分暴露口内牙齿、牙龈及黏膜,牙齿咬合于最大牙尖交错𬌗。

（2）拍摄要求：拍摄者位于患者正前方,相机镜头长轴垂直于患者牙齿正面,与𬌗平面保持平行且等高（图 3-5-19）。拍摄前可用三用枪或吹风机吹干牙面。

（3）取景构图：画面包括上下颌全口牙列,唇侧牙龈、黏膜等。𬌗平面与水平面平行,并平分画面上下两侧；牙弓中线（中线正常者）位于画面中间,并平分左右两侧；两条线垂直相交于画面正中央。

（4）对焦点：中切牙区域。

2. 覆𬌗覆盖像（图 3-5-20） 主要观察前牙覆𬌗覆盖关系。

（1）拍摄前准备：要求患者保持头、肩、背直立呈一条直线不要倾斜,双眼瞳孔连线与水平面平行。清洁患者口腔,用一对正位拉钩同时向后方拉开,充分暴露前牙区域。牙齿咬合于最大牙尖交错𬌗。

（2）拍摄要求：拍摄者位于患者侧方，相机镜头长轴垂直于患者前牙侧面区域，与𬌗平面平行且等高，与患者正中矢状面垂直（图3-5-21）。

（3）取景构图：画面包括上下颌前牙侧面区域，前牙切端连线与水平面平行，上下平分整个画面。

（4）对焦点：侧切牙区域。

3. 侧面𬌗像（图3-5-22，图3-5-23） 主要看后牙咬合关系，后牙颊侧牙齿和牙龈的状况，切牙、尖牙、前磨牙和磨牙的形态排列。

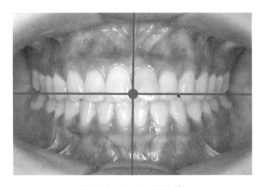

图 3-5-18 正面𬌗像

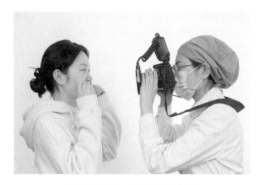

图 3-5-19 拍摄正面𬌗像

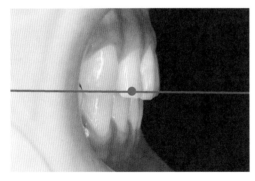

图 3-5-20 覆𬌗覆盖像

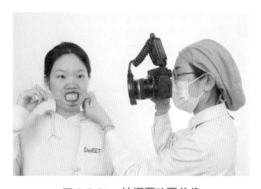

图 3-5-21 拍摄覆𬌗覆盖像

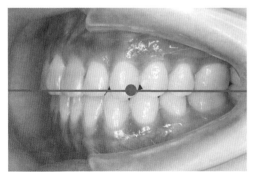

图 3-5-22 左侧面𬌗像

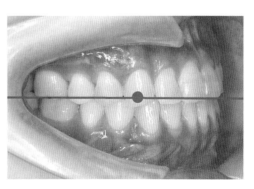

图 3-5-23 右侧面𬌗像

（1）拍摄前准备：要求患者保持头、肩、背直立呈一条直线不要倾斜，双眼瞳孔连线与水平面平行。清洁患者口腔，同侧用一个侧方拉钩，对侧用一个正位拉钩拉开口角，充分暴露拍摄区域。牙齿咬合于最大牙尖交错𬌗。

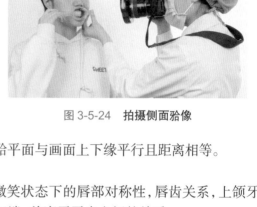

图 3-5-24　拍摄侧面𬌗像

（2）拍摄要求：拍摄者位于患者的侧方，相机镜头长轴垂直于患者牙齿同侧后牙区域，与𬌗平面平行且等高，与患者正中矢状面垂直（图 3-5-24）。

（3）取景构图：画面以尖牙为中心，包括上下颌牙列，有时会有对侧中切牙和侧切牙。𬌗平面与画面上下缘平行且距离相等。

（4）对焦点：尖牙区域。

4. 示齿像（图 3-5-25）　观察患者在自然微笑状态下的唇部对称性，唇齿关系，上颌牙弓中线与唇珠之间关系，下唇曲线和上颌前牙切端、前磨牙牙尖之间的关系。

（1）拍摄前准备：要求患者保持头、肩、背直立呈一条直线不要倾斜，双眼瞳孔连线与水平面平行。患者口腔和面部清洁，牙齿咬合于最大牙尖交错𬌗，自然微笑。

（2）拍摄要求：拍摄者位于患者正前方，相机镜头长轴垂直于患者前牙区域（图 3-5-26）。

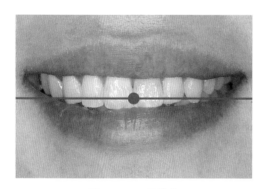

图 3-5-25　示齿像

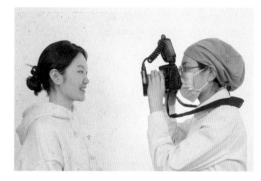

图 3-5-26　拍摄示齿像

（3）取景构图：画面包括上下唇和人中。

（4）对焦点：前牙区域。

5. 正面口唇像（图 3-5-27）　主要观察自然放松状态下唇部对称性，唇齿关系，上颌牙弓中线与唇珠之间关系。

（1）拍摄前准备：要求患者保持头、肩、背直立呈一条直线不要倾斜，双眼瞳孔连线与水平面平行。患者口腔和面部清洁，牙齿咬合于牙尖交错𬌗，面部肌肉自然放松。

（2）拍摄要求：拍摄者镜头位于患者口唇正前方，相机镜头长轴垂直于患者口唇区域。

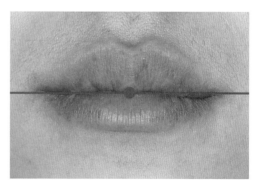

图 3-5-27　正面口唇像

（3）取景构图：上下唇、人中、中切牙或唇红。

（4）对焦点：中切牙或唇红。

6. 𬌗面像（图 3-5-28，图 3-5-29）　观察上下颌牙列的形态、对称性牙齿排列、拥挤程度、邻接关系、唇颊舌侧外展形态、𬌗面形态和病损、腭侧牙龈等。

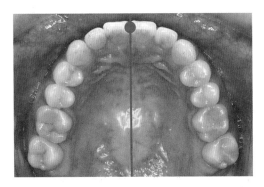

图 3-5-28　**上颌𬌗面像**

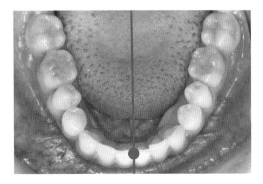

图 3-5-29　**下颌𬌗面像**

（1）拍摄前准备：清洁患者口腔，用一对小号拉钩同时拉开上唇或下唇，成"八"字形，反光板置于患者口内并抵于磨牙后垫（图 3-5-30）。

（2）拍摄要求：拍摄者位于患者正前方，相机镜头长轴正对患者并与反光板成 45° 角（图 3-5-31）。注意拍摄下颌时需要患者仰头。

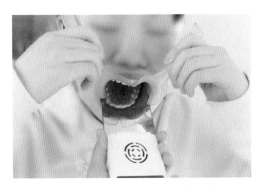

图 3-5-30　**拉钩、反光板与𬌗面的位置关系**

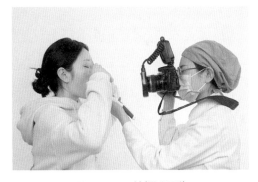

图 3-5-31　**拍摄𬌗面像**

（3）取景构图：画面包括整个上下颌牙列的𬌗面。拍摄时，上下颌𬌗面位于画面中央，上下颌中线、中切牙中点都与画面垂直中线在一条直线上。上下颌中切牙与画面两侧边缘距离相等。

（4）对焦点：任意点。在患者充分张口时，上下颌𬌗面的反光板任意点调焦即可；在开口受限时，视当时的情况而定。

7. 特殊𬌗像　一些特殊𬌗像是根据医生的要求或患者的治疗需要拍摄的，常见的有牙周特写、后牙特写、开口𬌗像等。

（1）牙周特写（图 3-5-32～图 3-5-35）：主要观察患者前牙唇侧的牙齿和牙龈状况。

1）取景构图：以黑色背景板为背景，拍摄范围包括 11—13、21—23、12—22、43—33 的牙齿和牙龈。

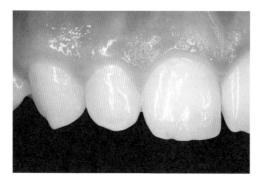

图 3-5-32 11—13 牙周特写

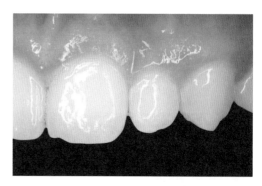

图 3-5-33 21—23 牙周特写

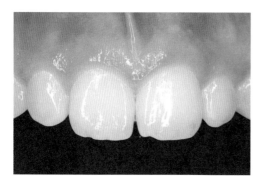

图 3-5-34 12—22 牙周特写

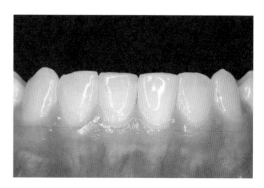

图 3-5-35 43—33 牙周特写

2）对焦点：中间牙齿。

（2）后牙特写（图 3-5-36，图 3-5-37）：主要拍摄双侧后牙的咬合关系。

1）取景构图：双侧第一、第二磨牙咬合照片。

2）对焦点：后牙区域。

（3）开口𬌗像（图 3-5-38）：主要观察上下颌牙整体状况，包括前牙排列、大小比例，各牙形态、轴向倾斜度、牙周状况，上下颌牙弓宽度，以及𬌗平面、𬌗曲线。

1）取景构图：包括全部上下颌牙列，以及唇侧牙龈和黏膜。上唇系带作为垂直中线，上颌前牙切端作为照片水平中线，在照片中要真实体现任何牙齿和切平面的不对称、倾斜。

2）对焦点：侧切牙区域，正确的景深可以展现完整的牙弓。

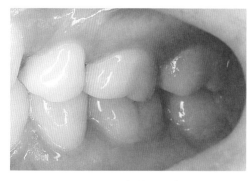

图 3-5-36 左侧后牙特写

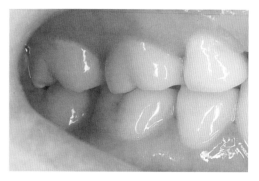

图 3-5-37 右侧后牙特写

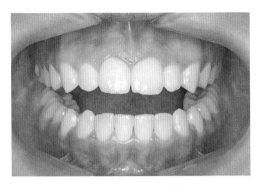

图 3-5-38　开口𬌗像

四、常见问题及解决方法

正畸临床拍摄面像和𬌗像时,可能会出现各种各样的问题,导致拍摄的照片不合格。

（一）面像拍摄过程中的常见问题

1. 面像偏斜　例如正面像歪头、偏斜、患者抬头或低头,侧面像偏斜、偏侧过度或不够,45° 面像偏侧角度不够或过多。

2. 构图不合格。

3. 对焦失误。

4. 曝光过度或曝光不足。

5. 不符合拍摄要求　例如面像口唇不放松、头发遮挡眼睛等。

（二）面像拍摄常见问题的解决方法

1. 面像偏斜的解决方法

（1）正面像歪头（图 3-5-39）的解决方法：调整患者头部位置,使面中线与画面中线呈一条直线,双眼瞳孔连线（蓝线示）与水平线（红线示）平行,按照标准正面像（图 3-5-40）重新拍摄。

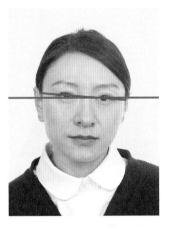

图 3-5-39　正面像歪头

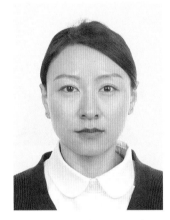

图 3-5-40　标准正面像

（2）正面像偏斜（图 3-5-41）的解决方法：患者头部偏斜时,应摆正头部位置,使鼻梁与画面左右两侧距离相等,双眼外眦到画面两侧距离基本相等,双耳暴露要一致。应按照标准正面像（图 3-5-42）重新拍摄。

（3）患者抬头或低头（图 3-5-43～图 3-5-48）的解决方法：拍摄正面像时,应将头、肩、背的位置调整为一条直线,使面中线与画面正中线也在一条直线上,按照标准正面像（图 3-5-44）重新拍摄。拍摄侧面像时,应调整患者头部位置,使患者的眶耳平面（蓝线示）与水平面（红线示）平行,按照标准侧面像（图 3-5-47）重新拍摄。

（4）侧面像偏斜（图 3-5-49～图 3-5-51）的解决方法：常见的侧面像偏斜有侧面像露出对侧眼睛过多、侧面像没有完整拍出患者侧面轮廓等。应调整患者头部位置,按照标准侧面像（图 3-5-50）重新拍摄。

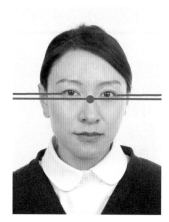

图 3-5-41 正面像偏斜

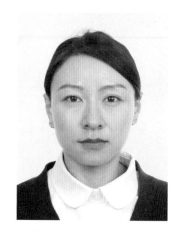

图 3-5-42 标准正面像

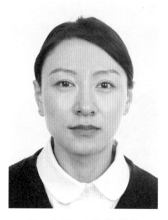

图 3-5-43 正面像抬头

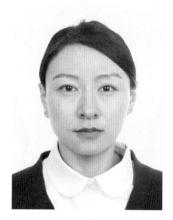

图 3-5-44 标准正面像

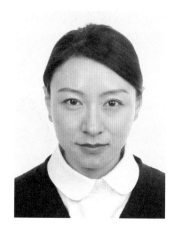

图 3-5-45 正面像低头

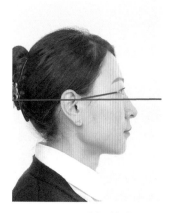

图 3-5-46 侧面像抬头

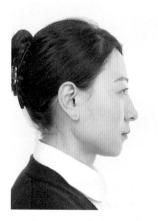

图 3-5-47 标准侧面像

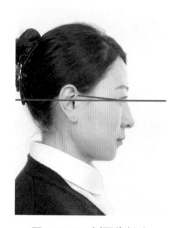

图 3-5-48 侧面像低头

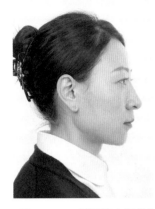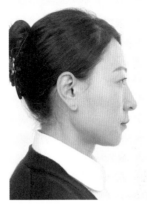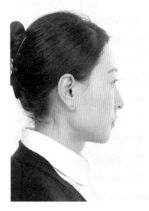

图 3-5-49　侧面像右侧偏斜　　　图 3-5-50　标准侧面像　　　图 3-5-51　侧面像左侧偏斜

2. 构图不合格的解决方法

（1）45° 面像偏斜角度不够或过多（图 3-5-52～图 3-5-54）的解决方法：拍摄 45° 面像时，应摆正患者头部，使头、肩、背呈一条直线，拍摄者相机镜头长轴与患者正中矢状面成 45° 角，按照标准 45° 面像（图 3-5-53）重新拍摄。

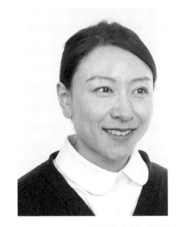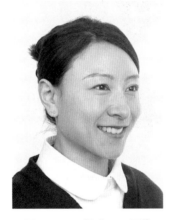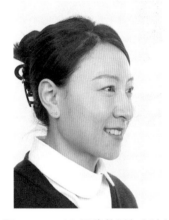

图 3-5-52　45° 面像偏侧角度不够　　　图 3-5-53　标准 45° 面像　　　图 3-5-54　45° 面像偏侧角度过多

（2）正面像过大或过小（图 3-5-55～图 3-5-57）的解决方法：正面像过大图中示正面像头顶到画面上缘距离过小，导致患者头部充满整个画面，构图不符合标准（图 3-5-55）；正面像过小图中示正面像头顶离画面上缘距离过大，导致患者面中线没有位于画面的垂直中线上，鼻梁与画面左右两侧距离、两眼外眦到同侧耳郭距离均不相等（图 3-5-57）。另外，上述两种正面像对焦点也都不正确。由于拍摄正畸面像和𬌗像的相机一般为定焦镜头，在位置固定的前提下，拍摄范围固定，若要改变拍摄范围，必须改变相机位置。所以正面像过大者，拍摄时应后移相机，而正面像过小者，拍摄时应前移相机，按照标准正面像（图 3-5-56）重新拍摄。

（3）侧面像过大或过小（图 3-5-58～图 3-5-60）的解决方法：侧面像过大图中示侧面像头顶到画面上缘距离过小，鼻尖到画面右侧边缘距离过近（图 3-5-58）；侧面像过小图中示侧面像头顶离画面上缘距离过大，鼻尖到画面右侧边缘距离过远（图 3-5-60）。另外，上述两种侧面像对焦点均不正确。同正面像过大或过小的解决方法一样，侧面像过大或过小的解决方法也是改变相机位置，按照标准侧面像（图 3-5-59）重新拍摄。

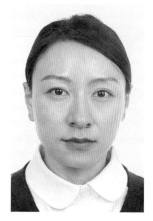

图 3-5-55 正面像过大

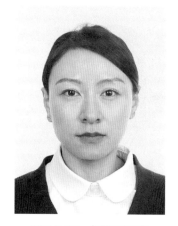

图 3-5-56 标准正面像

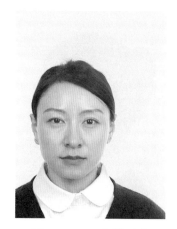

图 3-5-57 正面像过小

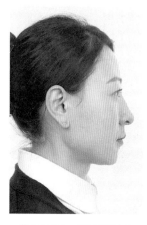

图 3-5-58 侧面像过大

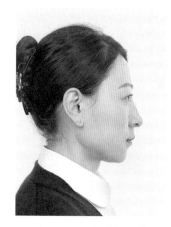

图 3-5-59 标准侧面像

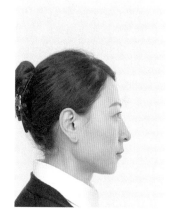

图 3-5-60 侧面像过小

3. 对焦失误(图 3-5-61)的解决方法 找出对焦失误的原因,是相机本身原因,还是拍摄者操作失误或对相机数据不清楚,调整后再按照标准正面像(图 3-5-62)重新拍摄。

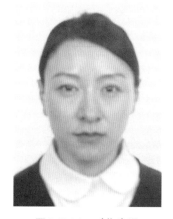

图 3-5-61 对焦失误

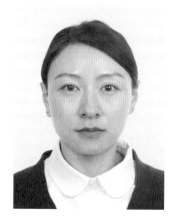

图 3-5-62 标准正面像

4. 曝光过度或曝光不足(图3-5-63～图3-5-65)的解决方法 找出曝光过度或曝光不足的原因,若相机参数的调节错误,调整参数后按照标准正面像(图3-5-64)重新拍摄;若拍摄设备故障,及时送修。

5. 不符合拍摄要求的解决方法

(1)面像口唇不放松(图3-5-66)的解决方法:嘱患者面部肌肉自然放松,按照标准侧面像(图3-5-67)重新拍摄,这样才能拍出最真实的侧面轮廓。

(2)头发遮挡眼睛(图3-5-68)的解决方法:眼睛作为拍摄面像时的一个参考观察点,应避免被遮挡,应嘱患者整理好头发重新拍摄。

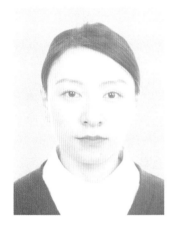

图 3-5-63　曝光过度

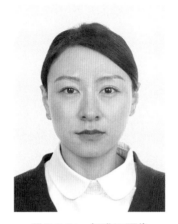

图 3-5-64　标准正面像

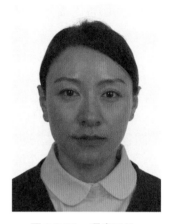

图 3-5-65　曝光不足

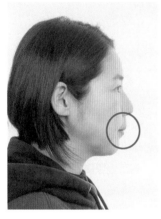

图 3-5-66　侧面像抿嘴

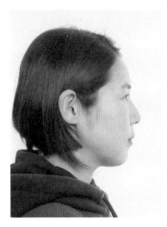

图 3-5-67　标准侧面像

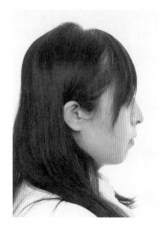

图 3-5-68　头发遮挡眼睛

（三）𬌗像拍摄过程中的常见问题

1. 构图不合格 例如𬌗平面偏斜、中线偏斜。

2. 拍摄内容不全 例如牙列取景范围不全、拍摄主体不全。

3. 对焦失误 牙列拍摄不清晰。

4. 不符合拍摄要求 例如牙面及附件被遮挡,照相器材应用不当,患者没有咬住后牙或咬合错位,患者面部及口腔卫生状况差。

（四）𬌗像拍摄常见问题的解决方法

1. 构图不合格的解决方法

（1）𬌗平面偏斜的解决方法：患者低头或拍摄者相机镜头位置高于患者口腔部位时，正面𬌗像示𬌗平面（蓝线示）和水平线（红线示）不在同一水平线上（图 3-5-69）；患者向右侧歪头或拍摄者的相机镜头位置低于患者口腔部位，侧面𬌗像示𬌗平面（蓝线示）和水平线（红线示）不在同一水平线上（图 3-5-70）。因此，重新拍摄此正面𬌗像时，应嘱患者抬头或将相机镜头下移，镜头长轴正对患者牙齿正面重新拍摄；重新拍摄此侧面𬌗像时，嘱患者头部向左侧移偏或上移相机镜头位置，镜头长轴正对患者左侧尖牙区域重新拍摄。

（2）中线偏斜（图 3-5-71）的解决方法：中线偏斜图中示正面𬌗像示左侧牙齿显露多于右侧，应嘱患者向左侧转头或将相机镜头向患者右侧移动，使上颌中线位于图像中间平分画面左右两侧，再进行拍摄。

2. 拍摄内容不全的解决方法

（1）牙列取景范围不全的解决方法：牙列取景范围不全图中示正面𬌗像缺失后牙部分（红圈示）（图 3-5-72），侧面𬌗像缺失前牙部分（红圈示）（图 3-5-73）。因此，拍摄正面𬌗像时，将相机镜头左移，使取景范围包括上下颌全口牙列；拍摄侧面𬌗像时，左移镜头，使取景范围包括患者整个左侧上下颌牙列，且避免拍到过多的拉钩。

（2）拍摄主体不全的解决方法：拍摄主体不全图中示覆𬌗覆盖像只拍到中切牙和侧切牙，没有拍到尖牙，不能很好地显示患者的前牙覆盖关系（图 3-5-74）；侧面𬌗像患者的第一磨牙（红圈示）没有拍全，不能显示患者的后牙咬合关系（图 3-5-75）。因此，应拉开拉钩，充分暴露所需拍摄部位，重新拍摄。

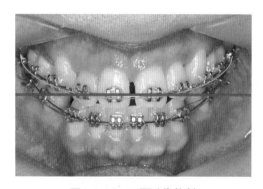

图 3-5-69　**正面𬌗像偏斜**

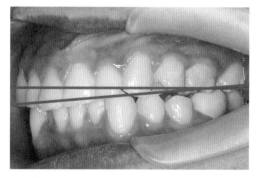

图 3-5-70　**侧面𬌗像偏斜**

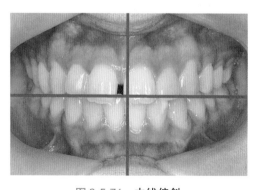

图 3-5-71　**中线偏斜**

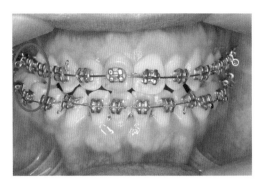

图 3-5-72　正面𬌗像取景范围不全

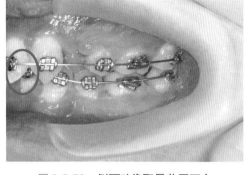

图 3-5-73　侧面𬌗像取景范围不全

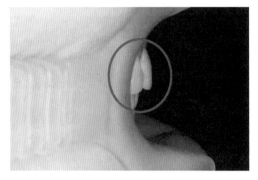

图 3-5-74　覆𬌗覆盖像拍摄不全

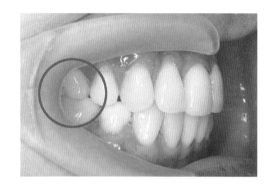

图 3-5-75　侧面𬌗像后牙拍摄不全

3. 对焦失误的解决方法　对焦失误导致牙列拍摄不清晰。面像和𬌗像拍摄不清晰的原因有很多，如对焦点不正确、拍摄时患者的身体不稳定、手动对焦虚焦、反光板划痕严重、反光板上有雾气、患者开口受限等，如下颌𬌗面像后牙部分反光板上有雾气，导致拍摄不清晰（图 3-5-76）；上颌𬌗面像前牙部分拍摄不清晰（图 3-5-77），是因为正颌手术恢复期患者开口受限。因此，拍摄下颌𬌗面像时，更换反光板并且使用吹风机、三用枪吹去雾气，重新拍摄；拍摄上颌𬌗面像时，调整对焦位置或待患者恢复后再重新拍摄。

4. 不符合拍摄要求的解决方法

（1）牙面及附件被遮挡的解决方法：牙面及附件被遮挡图中示上颌𬌗面像示手指入镜，拉钩遮挡后牙（红圈示）（图 3-5-78）；两侧拉钩遮挡后牙（红圈示）（图 3-5-79）。因此，拍摄上颌𬌗面像时，调整持镜者手的位置和拉钩角度，去除遮挡后再重新拍摄；拍摄下颌𬌗面像时，调整拉钩角度，去除遮挡后再重新拍摄。

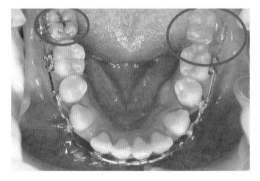

图 3-5-76　下颌𬌗面像后牙部分拍摄不清晰

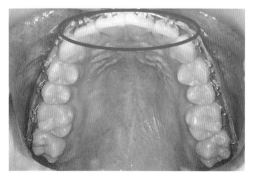

图 3-5-77　上颌𬌗面像前牙部分拍摄不清晰

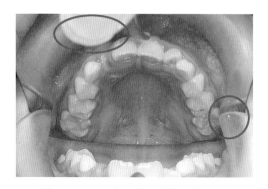

图 3-5-78　手指入镜及拉钩遮挡后牙

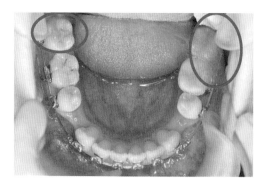

图 3-5-79　拉钩遮挡后牙

（2）照相器材应用不当（图 3-5-80）的解决方法：黑色背景板上有牙齿倒影，画面不够干净美观时，注意使用光面黑色背景板时不要紧贴牙齿，以防有倒影；或选用磨砂面的黑色背景板，重新拍摄。

（3）患者没有按要求咬住后牙或咬合错位（图 3-5-81）的解决方法：找到患者正确的咬合关系（图 3-5-82）并重新拍摄。

（4）患者面部及口腔卫生状况差（图 3-5-83，图 3-5-84）的解决方法：清理面部及口腔后再进行拍摄。

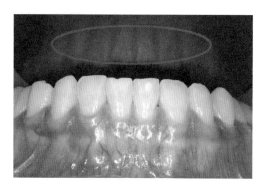

图 3-5-80　照相器材应用不当

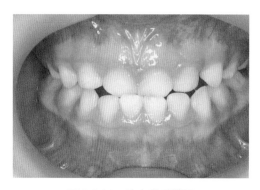

图 3-5-81　咬合关系错误

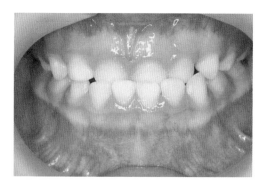

图 3-5-82　咬合关系正确

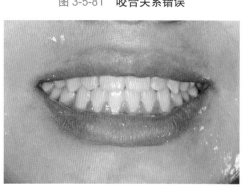

图 3-5-83　患者面部卫生不佳

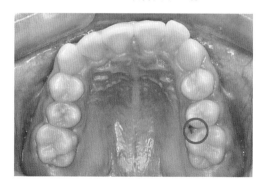

图 3-5-84　患者口腔卫生状况差

五、照片的存储处理及上传

1. 将原文件原封不动，不能有任何删减地拷贝到电脑或硬盘中。

2. 上传照片之前，要审核照片，把控质量，核对是否有缺失、遗漏，不符合标准的照片要及时补照，以免影响患者治疗。

3. 通过软件将照片上传至医生的工作站。

六、照相器材的维护及使用注意事项

1. 相机注意防尘、防水、防震、防碰撞。

2. 避免高温、寒冷引起器材损坏，注意远离电磁场。

3. 爱护镜头，不使用时要盖好镜头盖，防止碰撞受损。

4. 保护好存储卡，防止存储卡丢失或损坏导致照相资料丢失。

5. 电池电量还剩一格时要及时充电。电池使用一段时间之后要进行一次深度充电，以修正电池的电量统计。长期不用的电池要放在阴凉处，适当充电，防止电池损坏。

（张　雪）

第六节　3dMD 摄影面部三维成像系统的操作技术

3dMD 摄影通过多目类和光栅类的激光工作原理进行成像，原理是通过近红外激光器，将具有一定结构特征的光线投射到被拍摄物体上，再由专门的红外摄像头进行采集。

口腔正畸 3dMD 摄影是近些年来逐渐应用于正畸治疗过程中的一个重要环节，可以清晰准确地将患者的面部情况整体展现出来，反映出患者放松、微笑及大笑时面部、下颌及牙齿之间的关系。通过对三维图像的测量和分析，也可以了解牙齿、颌骨发育情况，为口腔正畸诊断、治疗方案的设计、治疗效果的前后对比提供重要的参考资料。

一、口腔正畸 3dMD 相机校准方法

1. 校准方式使用校准板对位置定点、摄影方向，保证多镜头、多角度、同步全面捕捉患者面部三维深度信息。为保证精确度和准确度，可每周校准一次。

2. 校准操作方法创建校准序列，勾选"Calibration"，点击"OK"（图 3-6-1）。将校准板放置在指定位置上，进行校准（图 3-6-2）。屏幕红色方框的点对应校准板的中心黑点，点击"Record"，开始录制，将校准板前后推动，复原后结束录制。点击"Auto"，观察 Status 的数字

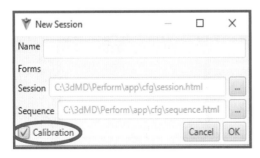

图 3-6-1　校准开始页面

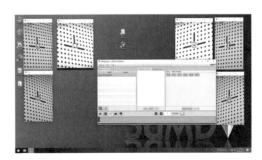

图 3-6-2　校准中页面

字母组合从红色变为蓝色,再变为最终的绿色,即为校准成功,点击"Bundle"。

二、口腔正畸 3dMD 面部扫描技术

【用物准备】

口腔 3dMD 面部扫描系统,可调整高低的座椅,整理头发用的发卡、发箍等。

【操作流程】

口腔正畸 3dMD 面部扫描技术操作流程见表 3-6-1。

视频:口腔正畸 3dMD 面部扫描

表 3-6-1　**口腔正畸 3dMD 面部扫描技术操作流程**

操作流程	操作要点
1. 查看面部扫描申请单	核对患者信息,包括姓名、性别、年龄、病历号、医生姓名等
2. 告知患者注意事项以及配合要点	协助患者就座,整理头发、衣物等(图 3-6-3)。确保患者的头发不遮挡面部,露出额头、眉毛及耳朵(必要时可戴发卡、发箍),衣领不遮挡颈部
3. 创建订单	点击"New"新建面部扫描并核对患者信息 点击"Add new sequence"创建序列号
4. 调整患者体位	调整患者位置,嘱患者双眼平视正前方,调座椅高度至合适位置(左右侧脸分别与相机标记线对齐),确保患者整个头面部可以被完整拍到,面部充分暴露于屏幕内,点击"Stream"预览后继续调整患者位置,确保视线平齐,双眼直视屏幕
5. 录制视频	点击"Record",录制视频,指导患者作出相应的表情和动作:首先是面部放松无表情 3~5 秒,其次是微笑 3~5 秒,最后是发自内心地大笑 3~5 秒。根据需要截取视频片段或图片(图 3-6-4)
6. 上传视频	右键点击"Queue Export" 在"view"菜单中选择"Export Queue" 点击"Disconnect Cameras"软件自动开始输出
7. 整理及消毒	协助患者整理面容 整理用物,物体表面消毒,七步洗手法洗手

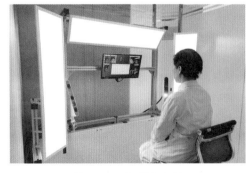

图 3-6-3　**扫描中患者**

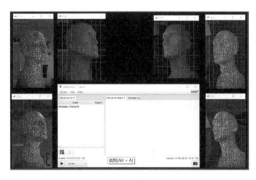

图 3-6-4　**扫描中页面**

【注意事项】

1. 若患者耳朵较贴近面部,则需要将患者座椅稍调高,使其略高于标准取景区域,可适当左右转头,以确保双耳采集完整。

2. 嘱患者面部完全放松,嘴唇不紧闭,微笑或大笑时尽量发自内心,表情自然。

（龚　萍　廖红艳）

第七节　模型扫描技术

牙颌模型作为记录患者牙、牙弓、腭盖及基骨等形态信息的咬合情况复制出患者的口内牙齿形态的重要方式,在以往的研究和临床中主要是以石膏模型作为保存牙颌信息、资料的载体,用手工的方法进行测量。由于传统的石膏模型存在容易丢失、磨损、断裂的风险,存放需要占用较大的空间,石膏模型上应用游标卡尺进行测量很耗费时间,且容易因解剖结构的变化或错位牙、倾斜牙引起一些测量误差,因此石膏模型在保存和测量方面的缺陷已使其很难为正畸医生提供快速准确的测量数据。此外,石膏模型不能进行可视化的治疗预测,且无法在目前信息时代下实现数据交流和共享等。

新型三维数字化牙颌模型通过三维激光扫描将获取到的数据进行数字化建模,进一步明确患者的咬合情况及牙齿排列的紧密程度,可以有效、精准地复制出牙颌模型,对患者口内每一颗牙的情况进行单独定位和测量,方便逐一拆解重新排列,从而为正畸方案提供更精准的数字依据。计算机成像技术和精准的数据分析技术,使复制牙颌面解剖结构成为现实。目前常用的模型扫描技术按照扫描功能,分为半自动模型扫描技术和全自动模型扫描技术,介绍如下。

一、半自动模型扫描技术

【用物准备】

石膏模型、口内扫描仪。

【操作流程】

半自动模型扫描技术操作流程见表 3-7-1。

表 3-7-1　半自动模型扫描技术操作流程

操作流程		操作要点
1. 操作前	核对模型信息,检查模型是否完好,录入模型信息（图 3-7-1）	登录模型扫描软件,录入患者信息,包括病历号、姓名、年龄、医生姓名等,设定扫描时间,准备对牙颌模型进行扫描
2. 操作中	（1）扫描下颌牙颌模型（图 3-7-2）	使用扫描枪,按照首先朝向𬌗面,然后朝向舌侧面,再将扫描枪转向颊侧面的方向和顺序,以牙弓的方向和位置为扫描轨迹进行扫描,对遗漏或没有扫描到的位置进行补扫
	（2）扫描上颌牙颌模型（图 3-7-3,图 3-7-4）	使用扫描枪,按照首先朝向𬌗面,然后朝向舌侧面,再将扫描枪转向颊侧面及上腭的方向和顺序,以牙弓的方向和位置为扫描轨迹进行扫描,对遗漏或没有扫描到的位置进行补扫

ER3-7-1

视频：模型扫描

续表

操作流程		操作要点
	（3）扫描咬合关系（图3-7-5）	确定上下颌牙处于牙尖交错位的状态下，将模型拿在手中，将扫描枪置于牙颌模型颊侧，对准一磨牙，使镜头处于上下颌中间，保持镜头紧贴颊侧牙弓。以"S"形轨迹从前牙向尖牙移动至咬合自动生成，再以同样方法扫描对侧咬合
3. 操作后	（1）检查扫描图像（图3-7-6）	除三角间隙外，牙齿表面无缺失部分；扫描图像包含2mm的牙龈组织；末端牙齿的远端解剖结构完整；稳定的牙齿切缘；缺失牙相邻两牙的邻面结构完整；正确的咬合关系
	（2）保存数据（图3-7-7）	对扫描后的数据进行处理，将扫描数据以 STL 格式保存于电脑并传输给医生

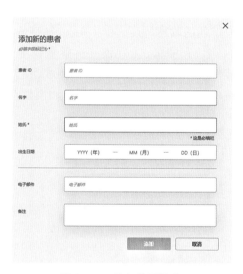

图 3-7-1　录入模型信息

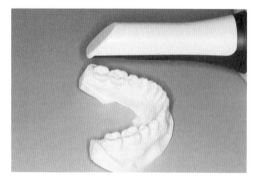

图 3-7-2　扫描下颌牙颌模型

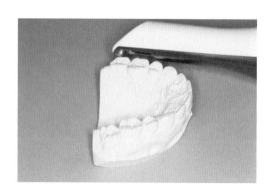

图 3-7-3　扫描上颌牙颌模型

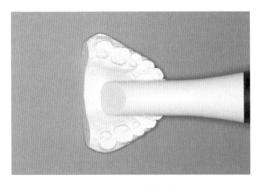

图 3-7-4　扫描腭盖

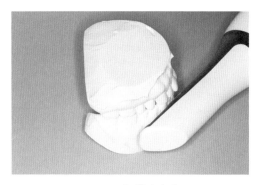

图 3-7-5　扫描咬合关系

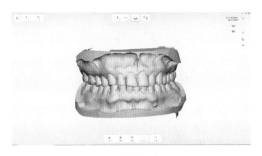

图 3-7-6　检查扫描模型

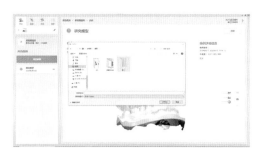

图 3-7-7　保存数据

二、全自动模型扫描技术

【用物准备】

石膏模型、全自动模型扫描仪、蓝丁胶。

【操作流程】

全自动模型扫描技术操作流程见表 3-7-2。

表 3-7-2　全自动模型扫描技术操作流程

操作流程	操作要点
1. 操作前准备新建文件夹,命名为医生姓名,核对模型信息,检查模型是否完好,录入模型信息	在医生文件夹下进入扫描程序,E4 机需要依次输入患者病历号、姓名、模型日期,即可开始扫描。D2000 机先输入病历号,下方输入模型日期,然后输入患者姓名(后缀模型日期),准备对牙颌模型进行扫描(图 3-7-8,图 3-7-9)
2. 定位咬合关系	核对患者的正确咬合关系,用蓝丁胶将上下颌牙列固定,置于拾架上,点击扫描键,自动完成扫描(图 3-7-10)
3. 扫描上颌牙颌模型	选择上颌扫描,将模型置于拾架上,点击扫描键,自动完成扫描(图 3-7-11,图 3-7-12)
4. 扫描下颌牙颌模型	选择下颌扫描,扫描方法同上颌(图 3-7-13,图 3-7-14)
5. 自动生成咬合	点击设置咬合关系,即可进行自动扫描,然后自动生成咬合
6. 保存数据	扫描完成后需要点击右上角"保存并关闭",确定保存,完成扫描。然后回到患者信息录入页面,鼠标右键点击转换成 STL 格式,此时一副模型扫描完成(图 3-7-15 ~ 图 3-7-17)

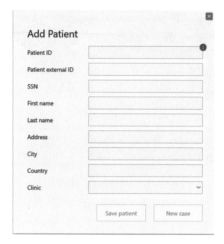

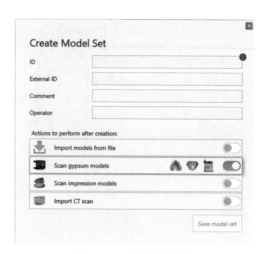

图 3-7-8　填写患者信息　　　　　　　图 3-7-9　选择扫描方式

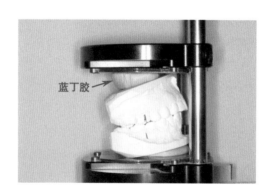

图 3-7-10　定位咬合关系

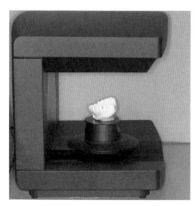

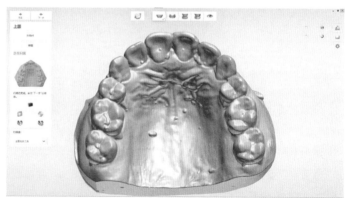

图 3-7-11　扫描上颌牙颌模型　　　　　图 3-7-12　上颌牙颌模型扫描成像

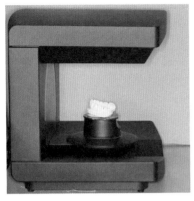

图 3-7-13　**扫描下颌牙颌模型**

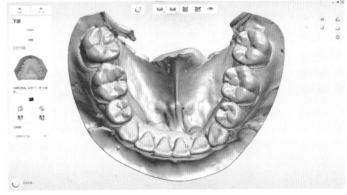

图 3-7-14　**下颌牙颌模型扫描成像**

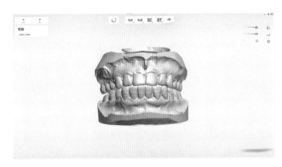

图 3-7-15　**完成扫描**

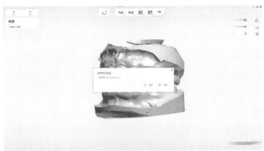

图 3-7-16　**保存数据**

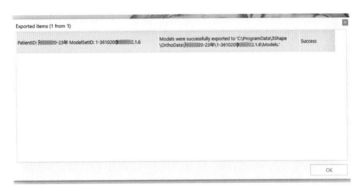

图 3-7-17　**存储数据**

【注意事项】

1. 定位咬合关系时,下压𬌗架的力量要适中,既不能太重,也不能太轻,力量太重容易损坏石膏模型上的牙齿,力量太轻模型固位效果差,影响定位。

2. 使用扫描仪器时须等待操作流程完毕,才能打开仪器取出扫描的石膏模型。

（党维婧）

第四章 口腔正畸专科护理技术

第一节 固定矫治护理技术

固定矫治器是粘接或结扎固定在牙面上的矫治器,具有固位良好、支抗充分、适于施加各种类型矫治力、有利于多数牙移动、能有效控制牙齿移动方向等特点,是患者不能自行摘戴的一类高效率矫治系统,在口腔正畸治疗中得到广泛的应用。

固定矫治器由托槽、带环及颊管、矫治弓丝,以及其他附件等组成。托槽和颊管通过粘接剂固定在牙面上,矫治弓丝插入颊管并结扎在所有牙面的托槽上,弓丝的弹力会成为矫治力而发挥作用。大部分支抗磨牙可直接粘接托槽及颊管,但是在临床牙冠较短、牙齿表面不适合粘接颊管等附件,或牙齿需要承受较大矫治力时,使用带环仍然是必须的。由于粘接带环的牙齿需要在近远中制造一些间隙才能将带环戴入粘接,因此,粘接前5～7天需要分牙。佩戴固定矫治器之后,患者需要定期复诊加力,使牙齿慢慢移动到正常位置上,最后拆除固定矫治器,改为佩戴保持器,以保证矫治效果的稳定。

本节分五部分内容,讲述分牙术的护理配合、粘接带环的护理配合、佩戴固定矫治器的护理配合、常规复诊固定矫治器的护理配合和拆除固定矫治器的护理配合。

一、分牙术的护理配合

在正常情况下,牙齿在邻接点相接触而无间隙,粘接带环的牙齿需要在近远中制造一些间隙。获得间隙的过程称为分牙,是为带环顺利就位做准备。常用的分牙方法:分牙圈分牙法、分牙簧分牙法、铜丝分牙法。通常分牙5～7天后,即可粘接带环。

【用物准备】

1. 常规用物 口腔检查器械(口镜、镊子、探针)、胸巾、口杯、三用枪头、吸引器管、护目镜、凡士林、干棉签、防护膜。

2. 特殊用物

(1)分牙圈分牙法:分牙圈、分牙钳或两把持针器(图4-1-1)。

(2)分牙簧分牙法:澳丝、细丝弯制钳、末端切断钳、持针器(图4-1-2)。

(3)铜丝分牙法:铜丝、持针器(图4-1-3)。

【配合流程】

分牙术医护配合流程见表4-1-1。

【护理要点】

1. 向患者说明分牙术的目的,告知操作过程中会稍有不适,减轻焦虑。

2. 操作中嘱患者不要用口呼吸,不要随意晃动头部,以免分牙簧脱落误吞,如有不适,举手示意。

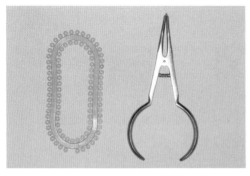

图 4-1-1 分牙圈分牙法用物

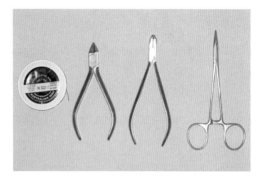

图 4-1-2 分牙簧分牙法用物

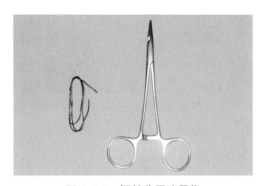

图 4-1-3 铜丝分牙法用物

表 4-1-1 分牙术医护配合流程

医生操作流程		护士操作流程
1. 评估患者,核对信息,检查口腔,交代治疗计划及相关事宜		协助患者就座、漱口,调节椅位及灯光,递予医生凡士林棉签润滑口周
2. 选用合适的分牙方法	(1)分牙圈分牙法:使用分牙钳撑开分牙圈,将一侧分牙圈压入邻间隙(图4-1-4)。邻接点紧密时用两把持针器拉开分牙圈压入	递予医生分牙钳和分牙圈,或遵医嘱递予医生两把持针器
	(2)分牙簧分牙法:使用末端切断钳剪合适长度的澳丝,用细丝弯制钳弯制分牙簧,并用持针器安装(图4-1-5)	递予医生相应型号澳丝、末端切断钳、细丝弯制钳和持针器
	(3)铜丝分牙法:使用持针器夹持铜丝穿过邻接点,环绕邻接点后拧紧,剪切后断端压入楔状隙(图4-1-6)	递予医生持针器、分牙用铜丝,必要时递刻断钳
3. 治疗结束,交代注意事项,洗手		整理用物,诊间消毒及洗手

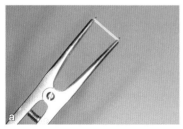
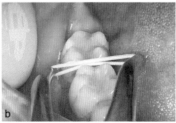
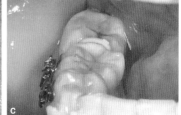

图 4-1-4 分牙圈分牙法

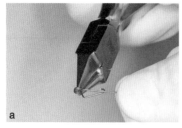
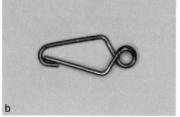
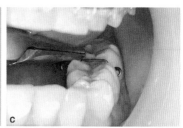

图 4-1-5　**分牙簧分牙法**

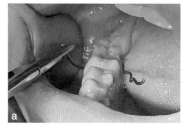
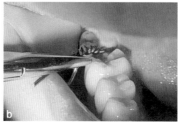
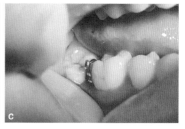

图 4-1-6　**铜丝分牙法**

【健康宣教】

1. 分牙术后,患者在进食咀嚼时避免吃硬或黏的食物。

2. 嘱患者不要自行取出分牙装置,如果分牙材料松脱,及时复诊。

二、粘接带环的护理配合

近几年,固定矫治器中带环的应用逐渐减少,但有些情况下仍需要使用磨牙带环。

1. 牙齿需要承受较大的矫治力　如使用口外弓时,磨牙需要粘接带环。

2. 非正常牙齿结构　如金属冠、烤瓷冠,或牙釉质严重缺损等表面不适合粘接颊管等附件。

3. 临床牙冠较短的牙齿。

4. 某些特殊的矫治器　如快速扩弓器、前方牵引器、Nance 弓等。

因此,护理配合中需要掌握粘接带环这项操作。

【用物准备】

1. 常规用物　口腔检查器械(口镜、镊子、探针)、胸巾、口杯、护目镜、凡士林、干棉签、干棉球、纱布棉卷、防护膜。

2. 粘接带环用物　吸引器管、75% 乙醇棉球、牙科低速弯机、矽粒子、三用枪头、带环、带环推子或带环就位器、去带环钳、持针器、手用洁治器、玻璃离子水门汀粉剂和液剂、量勺、调拌刀和调拌板(图 4-1-7)。

【配合流程】

粘接带环医护配合流程见表 4-1-2。

【护理要点】

1. 粘接带环前,将试戴好的带环清洁后吹干,按牙位顺序摆放。

2. 粘接带环时将粘接剂均匀涂布在带环龈缘内侧一周,高度为带环的 1/2～2/3,厚度不超过 1mm(详见第三章第一节"玻璃离子水门汀调拌技术")。

3. 传递带环时,拇指、示指捏住带环的近远中壁,或按就位方向将带环置于调拌板上,

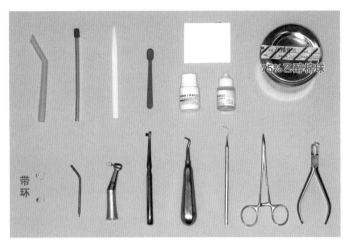

图 4-1-7　粘接带环用物

表 4-1-2　粘接带环医护配合流程

医生操作流程	护士操作流程
1. 评估患者,核对信息,检查口腔,交代治疗计划及相关事宜	嘱患者漱口,准备用物,调节椅位及灯光,递予医生凡士林棉签润滑患者口周
2. 取出分牙装置(图 4-1-8)	递予医生探针或持针器
3. 清洁牙面　清洁粘接带环的基牙,去除附着菌斑和软垢	递予医生安装好矽粒子的牙科低速弯机,协助吸尘、吸唾
4. 试戴带环(图 4-1-9)　试戴、调整带环	遵医嘱递相应型号的带环,交替递带环推子和去带环钳,必要时递磨石和牙科低速直机
5. 清洁带环　用 75% 乙醇棉球去除带环表面的油脂并吹干待用	递予医生 75% 乙醇棉球
6. 粘接带环　吹干基牙后粘接带环	按要求调拌粘接剂,涂抹于带环龈缘内侧(图 4-1-10),迅速递予医生(图 4-1-11),及时吸唾协助隔湿,传递带环推子或带环就位器推压带环(图 4-1-12)
7. 去除多余溢出的粘接剂	递予医生纱布棉卷,粘接剂固化后递予医生手用洁治器(图 4-1-13)
8. 交代注意事项,洗手	整理用物,诊间消毒及洗手

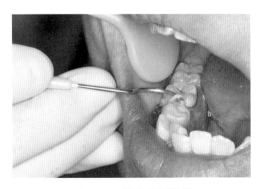

图 4-1-8　取出分牙装置

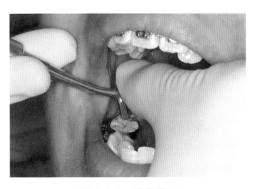

图 4-1-9　试戴带环

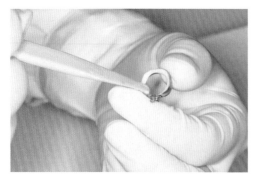

图 4-1-10　调拌粘接剂并涂抹于带环内侧

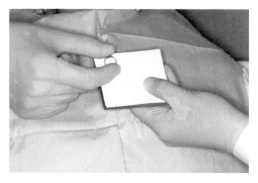

图 4-1-11　将带环置于调拌板上递予医生

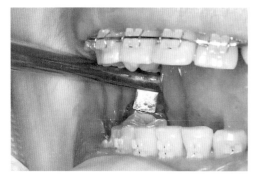

图 4-1-12　用带环推子或带环就位器推压带环

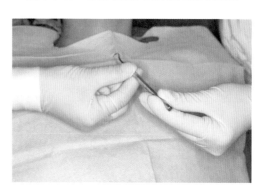

图 4-1-13　递手用洁治器去除多余粘接剂

递予医生。

【健康宣教】

1. 疼痛　初戴带环时,牙齿会有轻度不适或疼痛,通常 3～5 天后可自行缓解,如果疼痛严重,应及时复诊。带环突出部位磨损黏膜可涂专用保护蜡,保护颊侧黏膜。

2. 饮食　佩戴带环期间,尽量避免过硬、过黏的食物。带壳、带核的食物需要先去壳、去核再食用,苹果、梨等硬的水果不要"啃"食,可以削成小块食用,以免带环脱落、损坏。治疗中带环如有脱落、损坏,及时复诊。

3. 口腔卫生状况　对于正畸患者,口腔卫生的维护非常重要。患者应养成随时携带刷牙工具的习惯,每次进食后注意刷牙的方法和时间,选择小头软毛牙刷和含氟牙膏,使用水平颤动拂刷法刷牙,持续时间最好在 3 分钟以上,必要时配合使用牙线和牙间隙刷,清洁牙齿邻面和弓丝下方、带环周围的软垢,防止矫治过程中出现龋坏、龈炎等口腔疾患。

4. 某些运动项目可能会因戴正畸带环而受限,一旦运动中出现面部外伤等意外,应及时检查口腔、牙齿及带环,发现异常立即联系正畸医生。

5. 戴上带环后每 4～6 周复诊一次,遵医嘱按时复诊加力。

三、佩戴固定矫治器的护理配合

适用于使用固定矫治器治疗错𬌗畸形的患者,通过直接粘接技术将托槽、颊管等附件粘固于牙齿表面,选择相应的矫治弓丝并结扎。以下内容以光固化粘接剂为例。

【用物准备】

1. 常规用物　口腔检查器械(口镜、镊子、探针)、胸巾、口杯、吸引器管、护目镜、凡士林及干棉签、干棉球棉卷、防护膜。

2. 直接粘接附件用物 开口器、酸蚀剂、牙科低速弯机、矽粒子或橡皮杯和抛光膏、小毛刷、遮光盒、光固化预处理剂、光固化粘接剂、光固化灯、遮光板、护目镜、三用枪头、托槽及颊管、反向托槽镊和反向颊管镊（图 4-1-14）。

3. 结扎弓丝用物 两把持针器、细丝切断钳、末端切断钳、弓丝、结扎丝或结扎圈（图 4-1-15）。

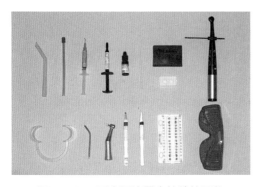

图 4-1-14 固定矫治器直接粘接用物

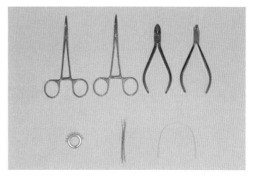

图 4-1-15 结扎弓丝用物

【配合流程】
佩戴固定矫治器医护配合流程见表 4-1-3。

表 4-1-3 佩戴固定矫治器医护配合流程

医生操作流程	护士操作流程
1. 操作前 评估患者，核对信息，检查口腔	协助患者就座、漱口、系胸巾，佩戴护目镜，调节椅位及灯光，递予医生凡士林棉签润滑患者口周
2. 操作中（1）清洁牙面（图 4-1-16）：去除牙面软垢，冲洗后吹干	将橡皮杯（蘸抛光膏）或矽粒子安装于牙科低速弯机，递予医生，同时协助吸尘
（2）酸蚀牙面（图 4-1-17）：酸蚀牙面约 30 秒后，冲洗，隔湿，吹干，牙面呈白垩色	递予医生开口器、35% 磷酸酸蚀剂，协助记录酸蚀时间；冲洗牙面时使用强吸引器、弱吸引器（以下简称强吸、弱吸）吸除酸蚀剂冲洗液及喷溅物，随后递干棉球棉卷隔湿（图 4-1-18）
（3）粘接托槽及颊管 1）涂预处理剂：将预处理剂涂布于白垩色牙面（图 4-1-19）	递予医生蘸有预处理剂的小毛刷，然后使用反向托槽镊夹持托槽并挤适量粘接剂于托槽底板（图 4-1-20）
2）粘接托槽及颊管：调整托槽及颊管位置，必要时使用托槽定位器定位，并去除多余粘接剂	使用反向托槽镊递予医生涂好粘接剂的托槽（图 4-1-21），再递探针（图 4-1-22），必要时准备托槽定位器；随后夹持另一托槽并涂粘接剂（图 4-1-23），递予医生（图 4-1-24）。使用反向颊管镊夹持颊面管，涂好粘接剂递予医生。依次粘接好所有托槽和颊管

视频：四手操作粘接托槽

| 3）光固化 | 视隔湿情况分区粘接，分区光固化（图 4-1-25） |

续表

医生操作流程	护士操作流程
（4）结扎弓丝：根据治疗需要选择适宜型号的弓丝入槽，并试弓丝长度，末端处理后用结扎圈或结扎丝固定	遵医嘱递适宜型号的弓丝（图4-1-26）、持针器、末端切断钳，必要时递末端回弯钳，然后将夹持结扎圈或结扎丝的持针器递予医生（图4-1-27），再使用另一把持针器夹持结扎圈或结扎丝（图4-1-28），交替递予医生（图4-1-29），直至弓丝结扎完成。使用结扎丝时需要先预弯再夹持传递

视频：结扎圈结扎弓丝四手操作　　视频：结扎丝结扎弓丝四手操作

3. 操作后　交代注意事项，洗手，记录	整理用物，交代注意事项，预约复诊时间，诊间消毒及洗手

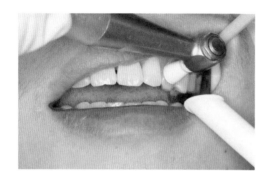

图 4-1-16　**清洁牙面**

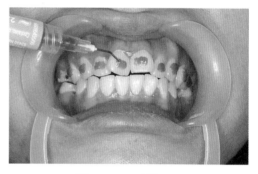

图 4-1-17　**酸蚀牙面**

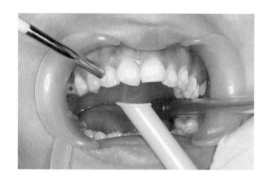

图 4-1-18　**协助医生冲洗、隔湿、吹干**

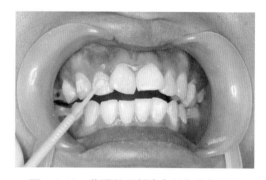

图 4-1-19　**将预处理剂涂布于白垩色牙面**

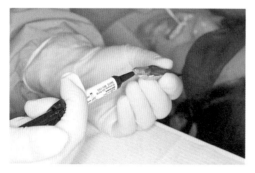

图 4-1-20　**夹持托槽并涂粘接剂**

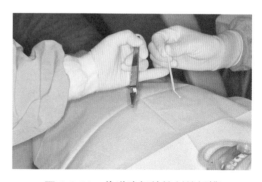

图 4-1-21　**传递涂好粘接剂的托槽**

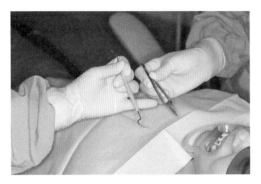

图 4-1-22 传递探针

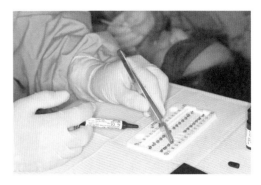

图 4-1-23 夹持另一托槽并涂粘接剂

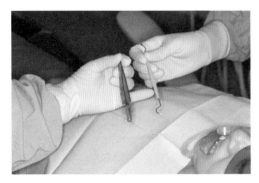

图 4-1-24 传递涂好粘接剂的另一托槽

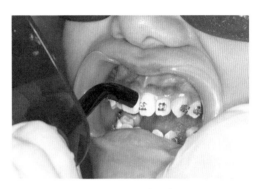

图 4-1-25 光固化

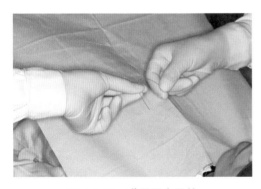

图 4-1-26 递予医生弓丝

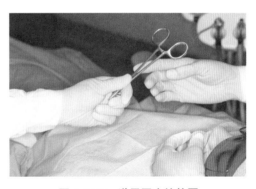

图 4-1-27 递予医生结扎圈

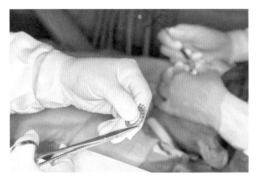

图 4-1-28 当医生结扎弓丝时,夹持新的结扎圈

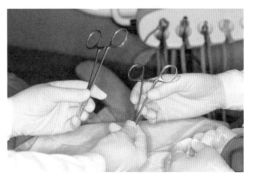

图 4-1-29 四手操作交替传递结扎圈

【护理要点】

1. 吸唾应规范及时，避免触碰患者软腭及咽喉而引起恶心不适。

2. 光固化型粘接剂、预处理剂对光敏感，应现取现用，及时避光；调节灯光，避免光源直射牙面；涂布粘接剂要适量，过少影响粘接效果，过多则增加医生去除溢出粘接剂的难度。

3. 掌握反向托槽镊及反向颊管镊的使用方法，详见本节"反向托槽镊及反向颊管镊的使用方法"。另外，为了便于医生持镊后直接放置颊管，护士在夹持左右侧颊管传递时，应注意工作端的方向有所不同（图 4-1-30，图 4-1-31）。

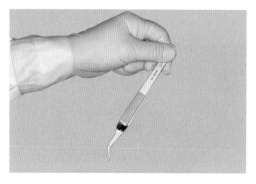
图 4-1-30　传递左侧颊管

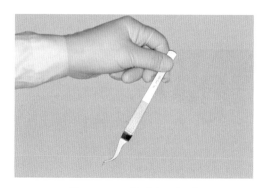
图 4-1-31　传递右侧颊管

4. 传递夹持附件的反向镊及探针时，熟练四手操作传递方法，掌握平行器械交换法。护士用左手拇指、示指及中指以握笔式握持器械的非工作端，用左手的无名指和小指勾回医生使用后的器械，再递送下一步所需器械至医生手中。注意器械材料传递区域为 4～7 点钟方向，禁止在头面部传递，禁止在胸前放置器械、材料。

5. 使用光固化灯时一般从牙齿近远中或唇侧殆方 45° 角照射，根据光固化灯源强度不同，固化时间略有不同；注意保护眼睛，医务人员使用遮光板，为患者戴上护目镜；注意灯头温度，防止接触黏膜发生烫伤。

6. 结扎弓丝时，掌握双手器械交换法，护士右手接回医生使用过的持针器，左手掌拇式握持夹持结扎圈的持针器传递给医生（图 4-1-32）。在传递夹持结扎丝的持针器时注意预防锐器伤，左手握持持针器关节部位传递给医生（图 4-1-33）。结扎完后护士协助医生收集切断的结扎丝残端，放入锐器盒。

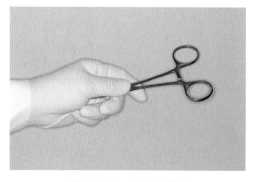
图 4-1-32　传递结扎圈

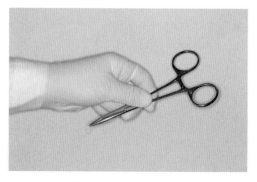
图 4-1-33　传递结扎丝

【健康宣教】

1. 疼痛　初戴矫治器时，牙齿会有轻度不适或疼痛，通常3～5天后可自行缓解，如果疼痛严重，应及时复诊。矫治器突出部位磨损黏膜可涂专用保护蜡，保护颊侧黏膜。

2. 饮食　佩戴固定矫治器期间尽量避免过硬、过黏的食物。带壳、带核的食物需要先去壳、去核再食用，苹果、梨等硬的水果不要"啃"食，可以削成小块食用，以免托槽脱落或矫治器损坏。治疗中矫治器如有脱落、损坏，及时复诊。

3. 口腔卫生状况　对于正畸患者，口腔卫生的维护非常重要。患者应养成随时携带刷牙工具的习惯，每次进食后注意刷牙的方法和时间，选择小头软毛牙刷和含氟牙膏，使用水平颤动拂刷法刷牙，持续时间最好在3分钟以上，必要时配合使用牙线和牙间隙刷，清洁牙齿邻面和弓丝下方、托槽周围的软垢，防止矫治过程中出现龋坏、龈炎等口腔疾患。

4. 某些运动项目可能会因戴正畸矫治器而受限，一旦运动中出现面部外伤等意外，应及时检查口腔、牙齿及矫治器，发现异常立即联系正畸医生。

5. 戴上固定矫治器后每4～6周复诊一次，遵医嘱按时复诊加力。

附：

反向托槽镊及反向颊管镊的使用方法

在佩戴固定矫治器的护理配合中，护士需要掌握反向托槽镊及反向颊管镊的使用方法。

1. 认识反向托槽镊（图4-1-34）和反向颊管镊（图4-1-35）　反向镊的镊柄中段相互交叉，使得工作端在镊柄的自然张力作用下相互对合。施力时，工作端张开；松力时，工作端恢复初始的夹持状态。这样克服传统平镊夹松夹紧由施力大小决定的工作方式，实现了夹松与夹紧的矛盾统一。反向镊在静止的状态下产生恒定的夹持力，夹持、传递时不会松脱，护士可以直接参与粘接附件的过程，帮助医生完成一部分辅助工作达成四手操作。

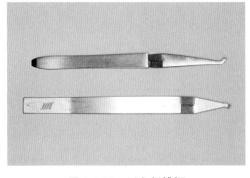

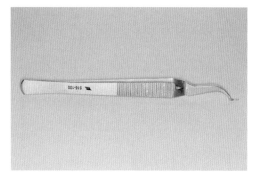

图 4-1-34　**反向托槽镊**　　　　　　　　图 4-1-35　**反向颊管镊**

2. 认识托槽标记点和颊管钩在各牙位的方向　每个牙位的托槽预设角度和厚度不尽相同，都是专牙专用，一般四个象限的托槽标记点颜色不同，如颜色脱落，则标记点处可看到凹陷。最终粘接到牙面的托槽和颊管，其标记点和颊管钩朝向均应在各牙位的远中龈向（图4-1-36）。中线是将颜面部平分为左右两等份的一条假想的垂直线，近中是牙齿离面中线较近的方向，反之是远中，龈向指靠近牙龈的方向。通常磨牙粘接颊管，个别情况下第一磨牙需要粘接托槽。夹持前可先将全部托槽、颊管按照标记点和颊管钩在各牙位的远中龈向摆放（图4-1-37，图4-1-38）。另外，大部分托槽还可通过底板判断，带有弧度的为龈向，水平直线为粉向（图4-1-39）。

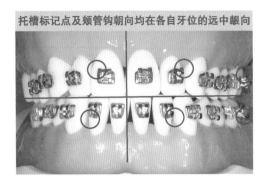

图 4-1-36 粘接到牙面的托槽和颊管

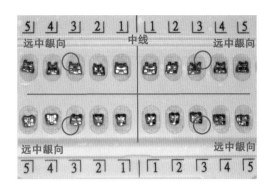

图 4-1-37 托槽标记点均朝远中龈向摆放

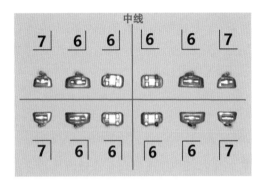

图 4-1-38 颊管钩均朝远中龈向摆放

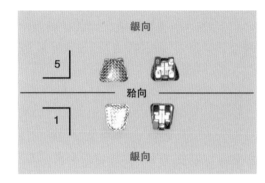

图 4-1-39 托槽底板带有弧度的为龈向

3. 反向托槽镊的使用方法 将反向托槽镊施力后打开,可见工作端内侧有平行纹路,纹路与托槽底板平行夹持时较为稳固。当医生放置托槽,镊柄靠近患者的下颌时,操作更为便捷,视野较为清楚(图 4-1-40),并且粘接后的托槽,其标记点均在各牙位远中龈向。所以,护士配合夹持托槽时注意:①先确定托槽所属牙位准确。②确定该牙位后,托槽标记点朝远中龈向摆放。③反向托槽镊工作端内侧纹路与托槽底板平行,且镊柄靠近患者的下颌方向,这样夹持便于医生放置。上下颌托槽夹持方法一样(图 4-1-41,图 4-1-42)。

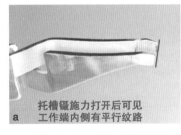
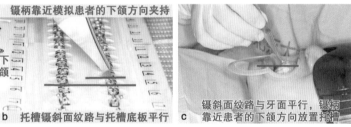

图 4-1-40 反向托槽镊工作端斜面与托槽底板平行,镊柄贴近患者下颌方向夹持,便于医生放置

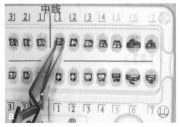
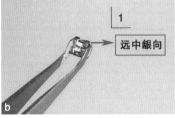
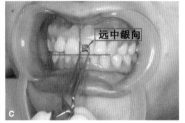

图 4-1-41 上颌托槽夹持方法及医生放置演示(以 21 为例)

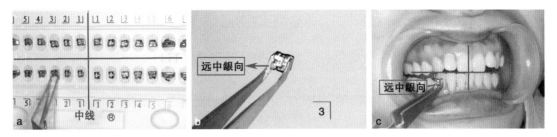

图 4-1-42 下颌托槽夹持方法及医生放置演示(以 43 为例)

4. 反向颊管镊的使用方法 反向颊管镊工作端夹持颊管的管壁外侧较为稳固,在磨牙区域操作时工作端朝远中,口内粘接后的颊管,其钩在该牙位的远中龈向。因此,护士夹持颊管时注意:①先确定颊管所属牙位准确。②将颊管钩朝该牙位远中龈向摆放。③反向颊管镊工作端朝远中方向夹持,即与钩同一方向夹持。上下颌颊管夹持方法一样(图 4-1-43,图 4-1-44)。另外,第一磨牙粘接托槽时,先把该牙位托槽的标记点朝远中龈向摆放,然后反向颊管镊工作端朝向远中方向夹持(图 4-1-45)。

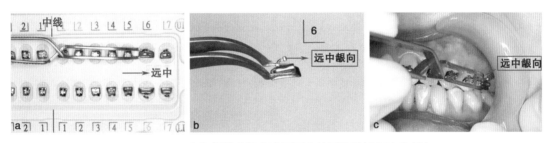

图 4-1-43 上颌颊管夹持方法及医生放置演示(以 26 为例)

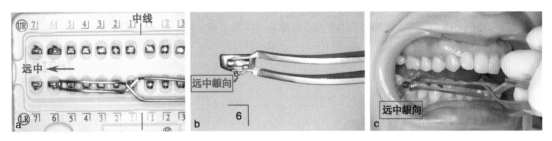

图 4-1-44 下颌颊管夹持方法及医生放置演示(以 46 为例)

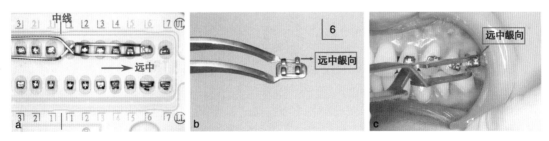

图 4-1-45 反向颊管镊夹持磨牙托槽方法(以 26 为例)

四、常规复诊固定矫治器的护理配合

佩戴固定矫治器的患者须每隔 4~6 周左右复诊加力。如有特殊情况,如钢丝扎嘴、附件脱落,可视情况随时就诊。

【用物准备】

1. 常规用物 口腔检查器械(探针、口镜、镊子)、胸巾、口杯、防护膜、护目镜、镜子、凡士林及干棉签。

2. 复诊用物 常规使用持针器、细丝切断钳、末端切断钳。视复诊情况准备对应物品及器械(详见第二章"口腔正畸临床常用材料及器械")。

【配合流程】

常规复诊医护配合流程见表4-1-4。

表 4-1-4 常规复诊医护配合流程

医生操作流程		护士操作流程
1. 评估患者,核对信息,检查口腔		协助患者就座、漱口,系好胸巾,调节椅位及灯光 准备常规器械:持针器和细丝切断钳
2. 需要更换弓丝	(1)镍钛圆丝或方丝	遵医嘱递所需型号的弓丝、末端切断钳、打火机以高温热激活或递末端回弯钳用于弓丝末端的回弯
	(2)不锈钢方丝	遵医嘱递所需型号的弓丝、末端切断钳、转矩钳,必要时递细丝弯制钳、tweed钳及标记笔;如需牵引钩,同时递牵引钩钳;如是非预弯不锈钢弓丝,准备成形器
	(3)不锈钢圆丝或澳丝	遵医嘱递所需型号的弓丝、末端切断钳、细丝弯制钳,必要时递标记笔
3. 附件脱落需要重新粘接	(1)去除牙面残留粘接剂	递牙科低速直机及磨石,准备强吸,吸尘
	(2)直接粘接技术粘接新的附件	递35%磷酸酸蚀剂、棉球棉卷,使用直接粘接技术护理配合方法粘接对应牙位的托槽或其他附件
4. 使用弹性橡皮圈进行牵引时,指导患者操作方法		遵医嘱递牵引钩、牵引钩钳,或牵引钩结扎丝,递所需型号的弹性橡皮圈,给患者镜子
5. 交代注意事项,治疗结束,洗手		整理用物,诊间消毒及洗手

【护理要点】

熟悉正畸材料和器械,主动配合,提高效率和质量。

【健康宣教】

详见本章本节"三、佩戴固定矫治器的护理配合"的健康宣教。

五、拆除固定矫治器的护理配合

固定矫治患者在治疗结束后,需要去除牙齿表面的矫治器和全部粘接剂。

【用物准备】

1. 常规用物 口腔检查器械(探针、口镜、镊子)、胸巾、口杯、防护膜、护目镜、镜子、凡士林及干棉签。

2. 特殊用物 去托槽钳、去带环钳、持针器、牙科低速弯机、牙科低速直机、牙科高速手机、牙线、抛光杯或矽粒子、磨砂石或钨钢钻、三用枪头、棉球和棉卷(图4-1-46)。

【配合流程】

拆除固定矫治器医护配合流程见表4-1-5。

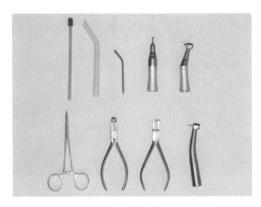

图 4-1-46　**拆除固定矫治器用物**

表 4-1-5　**拆除固定矫治器医护配合流程**

医生操作流程	护士操作流程
1. 评估患者,核对信息,检查口腔	协助患者就座、漱口,调节椅位及灯光,递予医生凡士林棉签润滑口周
2. 去除托槽及其他附件(图 4-1-47)	递予医生棉卷协助患者咬紧,再递去托槽钳及持针器,去除托槽和其他附件;如为陶瓷托槽,递陶瓷托槽去除钳
3. 去除带环(图 4-1-48)	如有带环,递予医生去带环钳
4. 去除牙面残留粘接剂(图 4-1-49)	递予医生持针器、棉球、棉卷及其他器械,如牙科低速直机和磨石、牙科高速手机和去胶车针,及时吸尘、吸唾
5. 清洁、抛光牙面(图 4-1-50)	将矽粒子安装于牙科低速弯机,递予医生,协助吸尘
6. 留取治疗后资料	协助医生拍面像和𬌗像,留取记存模型或口内扫描,拍 X 线片
7. 戴保持器并指导患者佩戴方法	递予医生保持器、持针器和弯剪,必要时递予牙科低速直机、钨钢钻
8. 交代注意事项,治疗结束,洗手	整理用物,诊间消毒及洗手

【护理要点】

1. 拆除固定矫治器时嘱患者勿转动头部,以免损伤黏膜;不要用口呼吸,防止脱落材料误吞、误吸,如有不适,举手示意。

2. 医生使用磨石去除粘接剂或打磨调整保持器时,应用强吸及时吸除飞沫和碎屑。

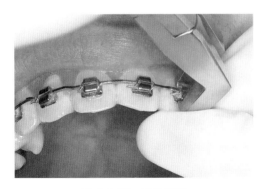

图 4-1-47　**去除托槽**

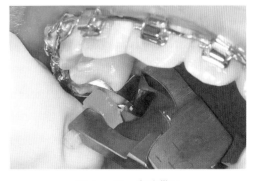

图 4-1-48　**去除带环**

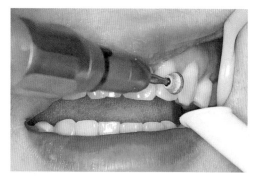

图 4-1-49　**去除残留粘接剂**

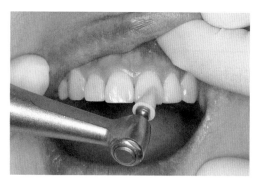

图 4-1-50　**抛光牙面**

【健康宣教】

1. 佩戴保持器　坚持佩戴保持器,稳定牙齿的位置,以达到较佳的矫正效果。详见本章第五节"二、佩戴活动保持器护理技术"的健康宣教。

2. 保持口腔卫生　拆除固定矫治器后注意观察患者口腔卫生,建议洁治,并养成良好的口腔卫生习惯,按时刷牙,掌握正确的刷牙方法,确保牙齿表面和牙缝都得到清洁。

3. 定期复查　遵医嘱定期复查,以便及时发现和处理口腔问题。

（林　静）

第二节　活动矫治护理技术

一、活动矫治器概述

活动矫治器是一种矫治错𬌗畸形的装置,可自由摘戴,依靠卡环的卡抱作用和黏膜的吸附作用进行固位,可根据需要在矫治器上增加弹簧等附件以产生矫治力,达到矫治错𬌗畸形的目的。通常所指的活动矫治器由卡环、邻间钩、基托、弹簧等固位和加力装置组成。

活动矫治器的适应证:①早期错𬌗畸形的阻断治疗。②乳牙期或替牙期不适用固定矫治器的错𬌗畸形。③口腔颌面部肌功能异常导致的功能性错𬌗畸形和轻度骨性错𬌗畸形。

目前较多应用于预防性矫治及阻断性矫治,矫治功能较单纯(图 4-2-1)。

二、佩戴活动矫治器的护理配合

【用物准备】

1. 常规用物　口腔检查器械(口镜、镊子、探针)、胸巾、三用枪头、口杯、吸引器管、防护膜、护目镜。

2. 印模制取用物　详见第三章第二节"一、藻酸盐印模制取技术"的用物准备。

3. 佩戴活动矫治器用物　技工钳、咬合纸、牙科低速直机、低速磨头,必要时准备自凝牙托粉和自凝牙托水。

【配合流程】

佩戴活动矫治器医护配合流程见表4-2-1。

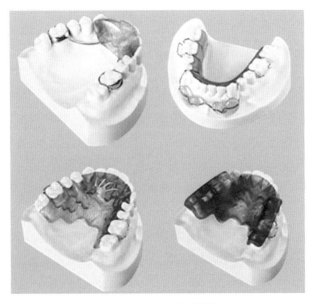

图 4-2-1 活动矫治器

表 4-2-1 佩戴活动矫治器医护配合流程

医生操作流程		护士操作流程
1. 制作活动矫治器	（1）询问患者病史，告知病情、矫治计划及相关费用，并签治疗同意书	准备病历资料、X 线片、正畸面像和殆像、活动矫治知情同意书等
	（2）选择托盘：根据患者牙弓形态、错殆畸形情况选择合适的托盘	递合适托盘
	（3）制取口腔印模（详见第三章第二节"印模制取技术"）	按比例调拌藻酸盐印模材料，置于托盘内递予医生制取口腔印模（图 4-2-2，图 4-2-3）
	（4）灌制石膏模型	消毒藻酸盐印模后，灌制石膏模型（图 4-2-4）
	（5）必要时记录咬合关系	准备蜡片、蜡刀，点燃酒精灯，指导患者正确咬合，协助医生记录患者牙尖交错位的咬合关系（图 4-2-5～图 4-2-7）
	（6）制作活动矫治器	核对矫治设计单和石膏模型，与咬合记录一起送技工室，制作活动矫治器
2. 初戴活动矫治器	（1）核对已制作好的活动矫治器	核对患者姓名、年龄及矫治设计，检查矫治器质量，用 75% 乙醇棉球擦拭消毒后放器械盘
	（2）试戴活动矫治器，调整、磨改、加垫、抛光	准备技工钳、牙科低速直机、低速磨头、自凝牙托粉、自凝牙托水、咬合纸（图 4-2-8），协助医生调改矫治器
	（3）矫治器佩戴合适，指导患者及家属摘戴方法，告知戴用时间、注意事项	指导患者及家属掌握自行摘戴活动矫治器的方法。佩戴时，用双手拇指、示指将固位卡环顶压就位；摘取时，用示指放于固位卡环处用力取下即可，不可强行扳压唇弓，以免发生变形。预约复诊时间

续表

	医生操作流程	护士操作流程
3. 复诊	（1）了解活动矫治器佩戴情况	核对患者病历资料，了解是否遵医嘱佩戴，有无牙齿疼痛、松动，有无口腔溃疡等不适
	（2）检查活动矫治器治疗效果	准备检查器检查、比较矫治前后口腔情况
	（3）调整活动矫治器，适当加力	准备牙科低速直机、低速磨头、咬合纸、技工钳，协助调整矫治器
	（4）告知矫治效果及后续治疗方案	指导继续或停止佩戴，预约复诊时间

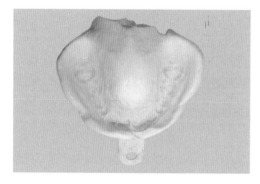

图 4-2-2　上颌印模

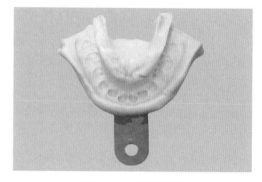

图 4-2-3　下颌印模

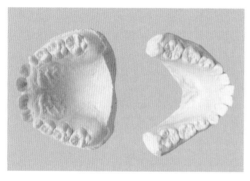

图 4-2-4　石膏模型

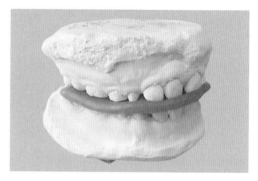

图 4-2-5　咬合关系右侧面骀像

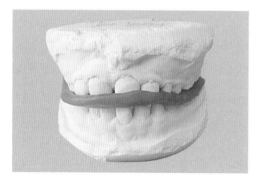

图 4-2-6　咬合关系正面骀像

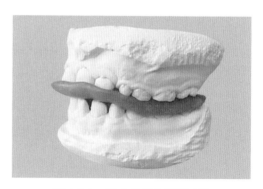

图 4-2-7　咬合关系左侧面骀像

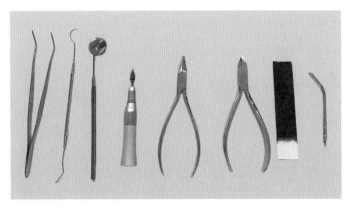

图 4-2-8　佩戴活动矫治器所需器械

【护理要点】

1. 制取口腔印模时,指导患者略低头,用鼻深吸气、口呼气,以减轻咽反射,减少不适感,有效预防呕吐。

2. 制取藻酸盐印模后密闭送灌模室,用含有效氯 500mg/L 的消毒液加盖完全浸泡 10 分钟,或将消毒液喷于印模表面,并用蘸有消毒液的纸巾或消毒湿巾包裹,密封消毒 10 分钟。消毒后及时灌制,防止收缩变形。

3. 蜡殆托准确记录患者上下颌咬合关系后,用自来水冷却并妥善放置,以免变形。

4. 耐心指导患者及家属掌握摘戴方法,可对镜反复练习直至熟练掌握。

【健康宣教】

1. 使用方法　活动矫治器必须遵医嘱佩戴才能发挥持续的作用力,否则影响矫治效果。

(1)一般活动矫治器要求全天佩戴,进食和刷牙时取下。

(2)殆垫式活动矫治器要求进食时也佩戴,注意勿进食硬物及大块食物。饭后取下清洗干净再戴入。

(3)正确摘戴活动矫治器,着力点在固位卡环及基托处,勿扳压唇弓。

2. 不适症状　初戴有异物感、牙齿疼痛、酸软无力、发音不清等不适,应坚持佩戴,1 周左右可适应。

3. 口腔卫生状况　刷牙时取下矫治器,牙齿各面及矫治器均用牙膏牙刷清洗干净。

4. 复诊要求　按预约时间复诊,一般活动矫治器 2 周,扩弓器 2~3 周,平、斜面导板矫治器 4~6 周。如出现严重疼痛、牙齿松动及矫治器损坏等,应及时预约就诊。

5. 安全指引　患者年龄小或依从性不高时,家长应协助指导和监督。

(1)妥善保管,活动矫治器不戴时放于硬盒内保存或泡于清水中,勿用乙醇浸泡或开水烫洗消毒。

(2)活动式扩大器扩弓时应摘下并在口外操作,扩展速度和方向严格遵医嘱执行,不能自行更改。

(3)不能自行调整或改变活动矫治器,也不能长时间自行佩戴而不复诊。

(陈悦娜)

第三节 无托槽隐形矫治护理技术

一、无托槽隐形矫治概述

正畸无托槽隐形矫治技术摒弃了传统的托槽,将弓丝作为矫治器主体,采用CT扫描和计算机三维重建系统实现牙颌模型的数字化,并通过三维软件模拟错𬌗畸形的整个矫治过程,按照此虚拟矫治步骤,制作出一系列透明的可摘矫治器,通过依次更换矫治器来逐步实现牙齿移动,最终获得排列整齐、美观的牙齿。无托槽隐形矫治为患者提供了更加美观的矫治器。

无托槽隐形矫治的适应证:需要制作隐形矫治器的患者,如非骨性恒牙期错𬌗畸形和轻度骨性错𬌗畸形,对矫治器美观要求高,中、重度氟斑牙,口腔卫生状况差及需要局部矫治的修复、种植患者等。

无托槽隐形矫治的流程:①初诊咨询,收集资料,如扫描记存模型,拍摄面像和𬌗像、X线片;②讨论方案确定隐形矫治;③口内扫描传输数据;④与患者确定最终隐形矫治方案并签署同意书;⑤公司制作生产矫治器;⑥试戴矫治器;⑦粘接附件;⑧常规复诊;⑨去除附件,治疗结束;⑩佩戴保持器并定期复查。

二、无托槽隐形矫治器附件粘接的护理配合

附件作为无托槽隐形矫治技术的常规辅助装置,通常指粘接在牙面特定位置,具有特定形状和大小的树脂块,可以辅助对牙齿施加矫治力,精准控制牙齿移动,增强矫治力固位。树脂可以是流动树脂,也可以是固体树脂。本节以固体树脂为例。

【用物准备】

1. 常规用物 口腔检查器械(口镜、镊子、探针)、胸巾、吸引器管、防护膜、护目镜、口杯、三用枪头、敷料、牙科高速手机、车针、牙科低速弯机、矽粒子、凡士林、干棉签、光固化灯、开口器(图4-3-1),必要时准备手用洁治器。

2. 粘接附件用物 预处理液、光固化复合树脂、酸蚀剂、调拌刀、避光盒、双碟、小毛刷(图4-3-2)。

3. 附件粘接模板(图4-3-3)。

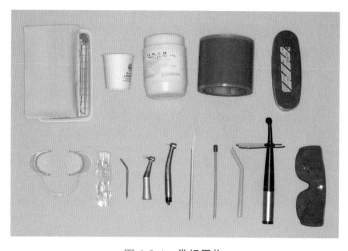

图 4-3-1 常规用物

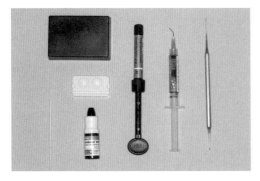

图 4-3-2 粘接附件用物

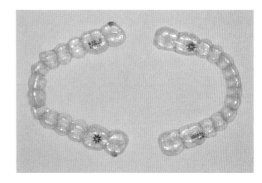

图 4-3-3 附件粘接模板

【配合流程】

无托槽隐形矫治器附件粘接医护配合流程见表 4-3-1。

表 4-3-1 无托槽隐形矫治器附件粘接医护配合流程

医生操作流程	护士操作流程
1. 与患者沟通,解释操作过程,准备附件粘接模板	准备漱口杯,戴胸巾,戴护目镜,调整椅位、灯光。必要时涂抹凡士林润滑患者口周。嘱患者放松,交代注意事项,操作中如有不适,举左手示意
2. 清洁牙面 按照模板,在需要粘接附件的位置去除牙面软垢,冲洗后吹干	将矽粒子安装于牙科低速弯机上,递予医生,必要时遵医嘱递手用洁治器(图 4-3-4),协助吸尘、吸唾
3. 试戴 试戴附件模板,不易就位时,可将模板分割为 2～3 部分,分步就位	递予医生附件模板(图 4-3-5)。医生试戴完附件模板后,吹干模板;遵医嘱必要时将附件模板剪至 2～3 段
4. 酸蚀牙面 安装开口器,酸蚀需要粘接附件的牙面 30 秒,压力水枪冲洗并吹干,用干棉球隔湿	递予医生开口器(图 4-3-6)、酸蚀剂,协助记录酸蚀时间(30秒),及时吸唾,随后递予医生干棉球隔湿
5. 粘接附件 涂抹预处理剂于牙面,将填充好的附件模板就位	将蘸有预处理剂的小毛刷递予医生(图 4-3-7),使用调拌刀将树脂填充于附件模板上并修整压实(图 4-3-8),快速递予医生

视频:隐形矫治附件填充

医生操作流程	护士操作流程
6. 光固化 使用棉卷确定就位,固定附件后光固化	递予医生棉卷,遵医嘱准备好相应器械,分别递予医生,协助光照(图 4-3-9)
7. 修整附件 取下附件模板检查附件的完整性,去除多余树脂	将抛光车针安装于牙科高速手机上递予医生,强吸、弱吸搭配协助吸唾(图 4-3-10)
8. 试戴矫治器	递给患者镜子,协助指导正确摘戴矫治器
9. 向患者交代注意事项,治疗结束,七步洗手法洗手	告知患者佩戴注意事项,整理用物,诊间消毒及洗手

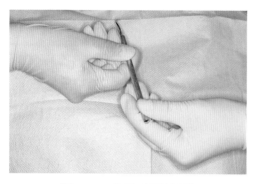

图 4-3-4 传递手用洁治器

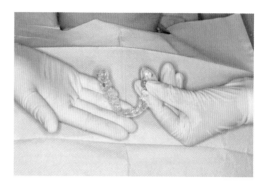

图 4-3-5 传递附件模板

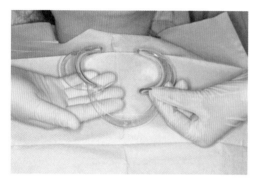

图 4-3-6 传递开口器

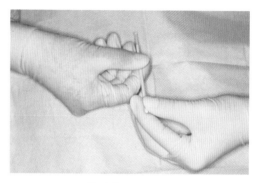

图 4-3-7 传递蘸有预处理剂的小毛刷

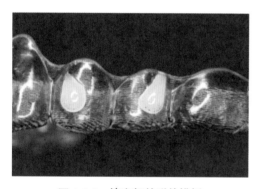

图 4-3-8 填充好的附件模板

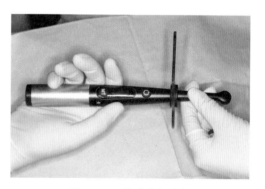

图 4-3-9 传递光固化灯

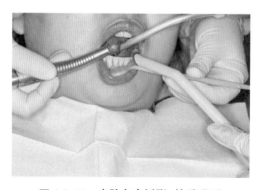

图 4-3-10 去除多余树脂,协助吸唾

【护理要点】

1. 填充适量树脂　填充到模板附件中的树脂应适量无气泡。树脂量过少,与牙面接触少,附件粘接不牢固;树脂量过多,影响矫治器的就位,且增高的附件会使医生抛光时间延长。

2. 隔湿　操作中及时吸唾,防止唾液污染影响粘接效果。

3. 固化时间和角度　注意光固化时间和角度。

4. 粘接附件的顺序　一般情况下先粘下颌磨牙、前磨牙、尖牙到前牙的附件,再粘上颌磨牙、前磨牙、尖牙到前牙的附件。

【健康宣教】

1. 戴入方法　后牙无明显错位者,前牙先戴入;后牙有明显错位者,错位的牙位先戴入。

2. 摘除方法　上颌用手指抠住后牙内侧(腭侧)的矫治器边缘,向下轻拉,两侧交替进行,直至脱离牙齿;下颌用手指抠后牙内侧(舌侧)的矫治器边缘,向上轻推,两侧交替进行,直至脱离牙齿。原则是从后往前,两侧交替。

3. 牙齿疼痛　佩戴矫治器后会出现牙齿酸胀、疼痛等现象,属于正常反应,需要患者逐渐适应。

4. 佩戴时间　每次佩戴矫治器后应多咬咬胶,使牙齿和矫治器更贴合,利于牙齿移动。每天至少佩戴矫治器20～22小时,佩戴时间过少,矫治将无效或大大延长疗程。

5. 佩戴顺序　按照医嘱顺序佩戴,不可无顺序混乱戴用矫治器。每天佩戴矫治器前,请对照医生复印的附件位置表,仔细核查牙齿上粘接的附件是否脱落。如有脱落,应立即联系医生,尽快重新制作粘接。

6. 口腔清洁　嘱患者尽量减少喝有色饮料(如浓茶、咖啡、可乐)、吃易染色食物(如咖喱)。若口内有食物残留,不建议佩戴隐形矫治器,口腔卫生状况差易引起龋齿。

7. 正确清洗　每次摘下矫治器后,使用软毛牙刷和/或少量牙膏在清水下清洗,矫治器不能遇热,如有矫治器丢失、损坏,应及时和医生联系。嘱患者勿使用义齿清洁产品或在漱口水中浸泡、清洁矫治器,因为此类产品会损伤矫治器表面,使矫治器粗糙、颜色加深而影响美观。

8. 妥善保管　摘下矫治器后应放入专用盒子内,每戴一副新矫治器都暂时留存上一副旧矫治器2～3周,防丢失时继续使用。

9. 患者依从性　讲解隐形矫治器的特点及患者配合对矫治效果的影响,提高患者的依从性。

三、拆除隐形矫治器的护理配合

拆除隐形矫治器的护理配合适用于所有隐形矫治完成的患者。矫治达到治疗效果后,需要去除牙面附件,佩戴保持器,即一种用于保持牙列恒久、牙齿稳定的可摘戴装置。

【用物准备】

口腔检查器械(探针、口镜、镊子)、胸巾、吸引器管(强吸和弱吸)、防护膜、护目镜、口杯、三用枪头、去托槽钳、牙科高速手机、车针、牙科低速直机、磨头、钨钢钻、牙科低速弯机、矽粒子、保持器、镜子、棉卷或棉球(图4-3-11)。

【配合流程】

拆除隐形矫治器医护配合流程见表4-3-2。

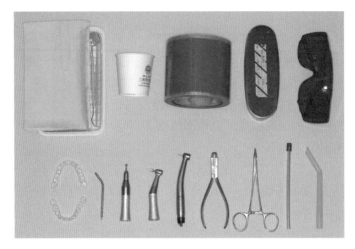

图 4-3-11 拆除隐形矫治器用物

表 4-3-2 拆除隐形矫治器医护配合流程

医生操作流程	护士操作流程
1. 向患者交代治疗计划及治疗效果	准备漱口杯,戴胸巾,调整椅位、灯光。必要时涂抹凡士林润滑患者口周。拆除隐形矫治器前向患者说明操作过程无明显疼痛,减轻其焦虑
2. 去掉舌侧扣等附件	递予医生去托槽钳及持针器,用纱布接取拆除下来的舌侧扣等附件(图 4-3-12)
3. 去除树脂附件	遵医嘱递予医生相应器械,如牙科高速手机和车针、牙科低速直机和磨石或牙科低速弯机和矽粒子,并协助吸尘、吸唾(图 4-3-13)
4. 清洁、抛光粘接剂残留部位	将矽粒子安装于牙科低速弯机上,递予医生,协助吸尘、吸唾
5. 留取矫治后资料	协助医生留取患者矫治后的资料,如记存模型、面像和𬌗像、X 线片,制作保持器
6. 试戴、调整、佩戴活动保持器	把清洗干净的保持器递予医生(图 4-3-14)。必要时准备弯剪、牙科低速直机和钨钢钻递予医生
7. 指导患者摘戴保持器	递予患者镜子,协助其摘戴保持器
8. 治疗结束,七步洗手法	整理用物,交代注意事项及预约复诊时间,诊间消毒及洗手

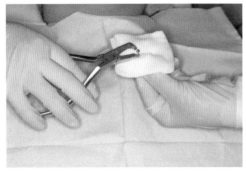

图 4-3-12 纱布接取舌侧扣

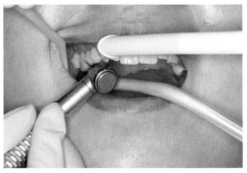

图 4-3-13 去除附件,协助吸唾

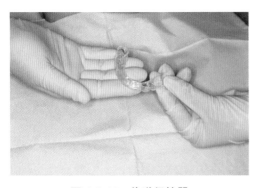

图 4-3-14　传递保持器

【护理要点】

1. 做好沟通,拆除隐形矫治器时指导患者不要用口呼吸,如有不适举左手示意,不能随意转动头部,不要吞咽,防止多余材料、碎屑滑落引起误吞。

2. 医生去除附件及残留粘接剂时,及时吸尘、吸唾,使用高速车针时避免锐器伤。

【健康宣教】

拆除隐形矫治器后遵医嘱佩戴保持器,以防止复发。佩戴保持器的注意事项详见本章第五节"二、佩戴活动保持器护理技术"的健康宣教。

（黄慧萍　刘　洋）

第四节　舌侧矫治护理技术

一、舌侧矫治器概述

舌侧矫治是将正畸固定矫治装置置于患者牙齿舌面进行矫治的一项正畸技术(图 4-4-1)。在正畸治疗的过程中,矫治器完全贴附于牙齿的舌面,对患者的美观和社交活动不会产生影响。其中,个性化舌侧矫治器是根据患者每个牙齿舌面的具体形态"量体定制"的矫治器。它是利用计算机辅助设计与辅助制造技术(computer-aided design and computer-aided manufacturing, CAD/CAM)将患者的模型排牙后,运用三维激光扫描技术将模型三维信息输

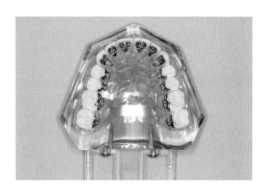

图 4-4-1　舌侧矫治器

入计算机内,在计算机上根据每颗牙齿舌面的具体形态,设计个性化的托槽底板、托槽体、牵引钩及弓形图等附件,最后通过精密铸造完成托槽加工,机械手根据弓形图为每位患者弯制各阶段个性化弓丝的技术。

舌侧矫治需要在确定矫治方案后进行口内扫描,由公司制作生产个性化舌侧矫治器,然后再由医生进行佩戴。

原则上讲,凡能用唇侧矫治的病例同样适用于舌侧矫治。舌侧矫治的病例可分为理想病例、较难病例和禁忌病例三类。

（一）理想病例

1. 安氏Ⅰ类牙间隙或轻度拥挤的病例。

2. 安氏Ⅱ类1分类或2分类,仅拔除上颌前磨牙而下颌不拔牙的病例。

3. 前牙有散在间隙的病例。

4. 低角、深覆𬌗的病例。

（二）疑难病例

1. 拔除 4 颗前磨牙的病例。
2. 高角并伴有开𬌗倾向的病例。
3. 后牙反𬌗的病例。
4. 牙齿舌侧形态异常的病例。

（三）禁忌病例

1. 牙齿普遍过小或舌面萌出不足。
2. 有严重牙周疾患的病例。
3. 急性颞下颌关节紊乱综合征病例。
4. 有严重舌部刺激症状的病例。

二、佩戴舌侧矫治器的护理配合

【用物准备】

1. 常规用物　口腔检查器械（探针、口镜、镊子）、胸巾、口杯、三用枪头、吸引器管、棉卷、棉签、护目镜、凡士林、干棉球、防护膜（图 4-4-2）。

2. 粘接舌侧矫治器用物　牙科低速弯机、矽粒子、舌侧开口器、35% 磷酸酸蚀剂、光固化预处理剂、光固化粘接剂、小毛刷、双碟、树脂调拌刀、玻璃板（必要时）（图 4-4-3）。

3. 舌侧专用器械及物品　小号持针器、45° 细丝切断钳、长柄末端切断钳、舌侧专用器械、舌侧托槽间接转移托盘、个性化矫治弓丝、结扎圈、结扎丝（图 4-4-4）。

4. 舌侧开口器（图 4-4-5）　舌侧开口器由两个牵开器、连接臂、"U" 形连接管、舌挡、两

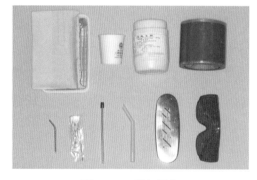

图 4-4-2　常规用物

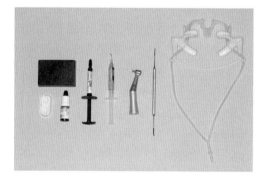

图 4-4-3　粘接舌侧矫治器用物

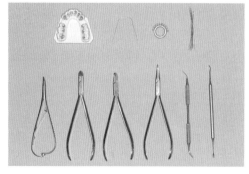

图 4-4-4　舌侧专用器械及物品

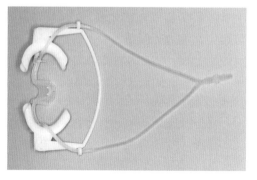

图 4-4-5　舌侧开口器

根硅胶管和三通组成。将两个牵开器分别安装在"U"形连接杆的固位卡扣上,两个牵开器开口方向相对,舌挡连接在连接臂上,连接臂两端的定位块安装在牵开器相应的轨道中,硅胶管一端插入舌挡两侧的通气孔上,另一端连接在三通上。舌侧开口器能够更有效地保持口腔的开口度,舌挡可以有效限制舌头的活动,下方的通气孔通过硅胶管连接吸引装置能最大程度地吸取口内的唾液,有效隔湿。

【配合流程】

佩戴舌侧矫治器医护配合流程见表4-4-1。

表4-4-1 佩戴舌侧矫治器医护配合流程

医生操作流程	护士操作流程
1. 准备个性化舌侧托槽间接转移托盘	准备漱口杯,戴胸巾,戴护目镜,安装吸唾器,调整椅位、灯光。必要时涂抹凡士林润滑口周
2. 与患者沟通,解释操作过程	告知患者粘接矫治器的过程和时间,操作中如有不适,举左手示意,嘱患者放松
3. 抛光舌侧牙面(图4-4-6),试戴间接转移托盘,确定放置方向、就位位置。当间接转移托盘不易就位时,可将托盘分割为2~3部分,分步就位	递予医生洁治器,将矽粒子安装于牙科低速弯机上,递予医生
4. 医生用干棉球擦拭每个托槽的底板并吹干待用	将试戴完的舌侧托槽间接转移托盘用干棉球擦干,遵医嘱将其剪至2~3段,递予医生(图4-4-7)
5. 佩戴舌侧开口器	正确安装舌侧开口器,递予医生(图4-4-8)
6. 酸蚀牙齿舌侧面30秒,清水冲洗并吹干,将干棉球置于口底和两侧腮腺导管开口处隔湿	递予医生干棉球,协助将其放置于舌侧,递予35%磷酸酸蚀剂(图4-4-9),协助记录酸蚀时间,30秒后递予湿棉球,去除酸蚀剂,协助吸唾。再次递予医生干棉球协助隔湿,嘱患者勿舔牙齿舌侧面,保持舌侧面干燥
7. 将预处理剂涂于牙齿舌面	递予医生蘸有预处理剂的小棉棒,护士按粘接顺序将粘接剂置于舌侧托槽间接转移托盘上,涂抹粘接剂于托槽底板(图4-4-10),树脂调拌刀修整(图4-4-11),递予医生
8. 间接转移托盘就位,光照	递予口镜(图4-4-12),协助舌侧托槽间接转移托盘就位,协助进行第一次光照,每个牙位20秒(图4-4-13),递予探针(图4-4-14),协助取下舌侧托槽间接转移托盘硬膜,进行第二次光照,每个牙位20秒(图4-4-15)
9. 取下间接转移托盘(图4-4-16),去除多余粘接剂	协助取下舌侧托槽间接转移托盘,递予医生探针和手用洁治器
10. 弓丝就位	根据医生需要传递小持针器、45°细丝切断钳等舌侧专用器械(图4-4-17)
11. 用结扎丝或结扎圈固定弓丝	遵医嘱递结扎丝或结扎圈。用棉球收取剪下来的结扎丝
12. 交代注意事项,治疗结束,洗手	整理用物,诊间消毒及洗手

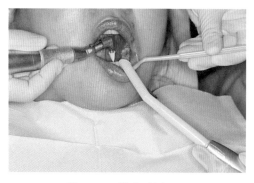

图 4-4-6　抛光舌侧牙面

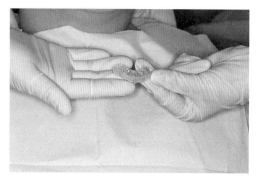

图 4-4-7　传递间接转移托盘

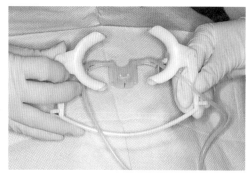

图 4-4-8　传递舌侧开口器

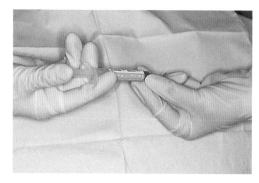

图 4-4-9　传递酸蚀剂

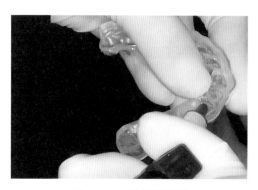

图 4-4-10　涂抹粘接剂

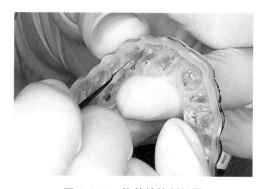

图 4-4-11　修整粘接剂位置

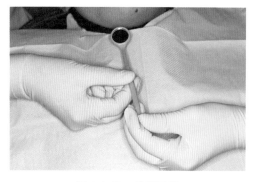

图 4-4-12　传递口镜

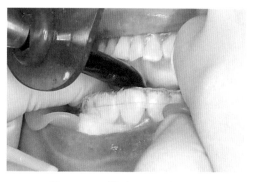

图 4-4-13　协助光照（第一次）

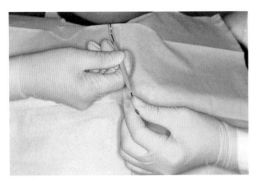

图 4-4-14　传递探针

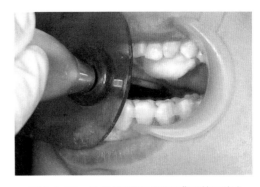

图 4-4-15　协助光照（取下硬膜后第二次）

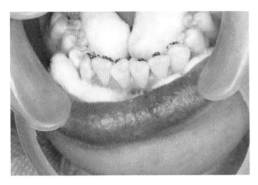

图 4-4-16　取下间接转移托盘

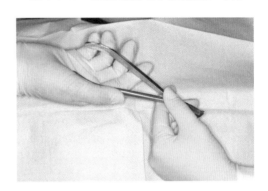

图 4-4-17　传递舌侧专用器械

【护理要点】

1. 粘接舌侧固定矫治器前，需要向患者说明操作过程，以取得配合，减轻其焦虑。

2. 粘接舌侧固定矫治器时指导患者不要用口呼吸，防止托槽滑落导致误吸、误吞。

3. 涂抹粘接剂时剂量合适，位置准确，并注意在胸前传递。

4. 光固化时每颗牙齿舌侧的近远中各光照 20 秒。

5. 结扎过程中，应及时用棉球收取剪下的结扎丝，避免扎伤。

【健康宣教】

1. 适应　初戴舌侧矫治器可能有舌部刺激感及发音、咀嚼的不适感，唇侧矫治器一般 3～5 天可以适应，舌侧矫治器适应时间可能更长一些，建议多饮水缓解。

2. 饮食　不能吃过硬、过黏的食物。水果应切成薄片，带骨头的肉类尽量少吃、不能有啃食动作等以免托槽脱落。

3. 口腔卫生状况　进食后需要刷牙，刷牙时建议照镜子，以便及时发现舌侧牙面卫生问题。保持口腔清洁，防止牙周炎、龋齿的形成。

4. 复诊　一般 4～6 周复诊一次，如遇牙齿剧烈疼痛、托槽脱落、扎嘴等特殊情况，告知患者保留脱落的托槽，及时复诊。

三、拆除舌侧矫治器的护理配合

拆除舌侧矫治器适用于所有舌侧矫治完成的患者。矫治达到治疗效果后，需要拆除固定矫治器，佩戴保持器。保持器，即一种用于保持牙列恒久、牙齿稳定的可摘戴装置。

【用物准备】

详见本章第三节"三、拆除隐形矫治器的护理配合"的用物准备（图 4-4-18）。

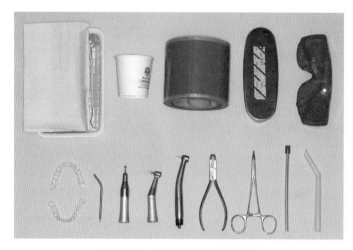

图 4-4-18 **拆除舌侧矫治器用物**

【配合流程】

拆除舌侧矫治器医护配合流程见表 4-4-2。

表 4-4-2 **拆除舌侧矫治器医护配合流程**

医生操作流程	护士操作流程
1. 向患者交代治疗计划及治疗效果	准备漱口杯，戴胸巾，戴护目镜，安装吸唾器，调整椅位、灯光。必要时涂抹凡士林润滑口周。拆除舌侧矫治器前，向患者说明操作流程无明显疼痛，减轻其焦虑
2. 去除托槽及其他附件	递予医生去托槽钳及舌侧持针器，用纱布接取拆除下来的托槽（图 4-4-19）
3. 去除牙舌侧面残留的粘接剂	遵医嘱递予相应的器械，如牙科高速手机和车针、牙科低速直机和磨石，或牙科低速弯机、矽粒子，并协助吸尘、吸唾（图 4-4-20）
4. 清洁、抛光牙齿舌面（图 4-4-21）	将矽粒子安装于牙科低速弯机上，递予医生，协助吸尘、吸唾
5. 留取矫治后的资料	协助医生留取患者矫治后的资料，如记存模型、口内像、X 线片，制作保持器
6. 试戴、调整、佩戴活动保持器	递予医生保持器、持针器和弯剪，必要时递予牙科低速直机、钨钢钻
7. 指导患者摘戴保持器	递予患者镜子，协助其摘戴保持器
8. 治疗结束，七步洗手法洗手	整理用物，交代注意事项及复诊时间，诊间消毒及洗手

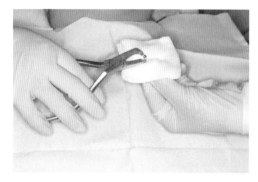

图 4-4-19 **纱布接取托槽**

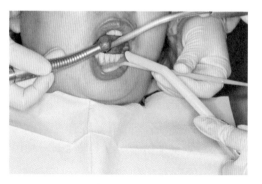

图 4-4-20 **去除舌侧面残留的粘接剂**

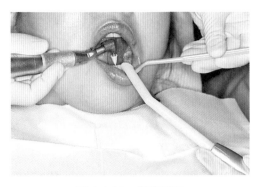

图 4-4-21　抛光舌面

【护理要点】

详见本章第一节"五、拆除固定矫治器的护理配合"的护理要点。

【健康宣教】

1. 佩戴保持器　坚持佩戴保持器，稳定牙齿的位置，以达到较佳的矫正效果。详见本章第五节"二、佩戴活动保持器护理技术"的健康宣教。

2. 保持口腔卫生　拆除舌侧固定矫治器后，建议尽快洁治，并养成良好的口腔卫生习惯，按时刷牙，掌握正确的刷牙方法，确保牙齿表面和牙缝都得到清洁。

3. 定期复查　遵医嘱定期复查，以便及时发现和处理口腔问题。

（刘　洋）

第五节　佩戴正畸保持器护理技术

一、保持器概念及类型

为了巩固牙颌畸形矫治完成后的疗效，保持牙齿于理想的美观及功能位置而采取的措施，称为保持，它是矫治过程中不可或缺的一个重要阶段和组成部分。为了对矫治好的牙齿形成自然保持状态而应用的机械保持装置，称为保持器。

保持器分为活动保持器和固定保持器。常用的活动保持器包括：压膜保持器、标准 Hawley 保持器、改良 Hawley 保持器。固定保持器以舌侧保持器多见。

1. 活动保持器

（1）压膜保持器：由弹性塑料制作，覆盖所有牙列的牙冠，用于矫治后的保持（图 4-5-1，图 4-5-2），有利于咬合关系及牙齿的稳定，效果良好。外观美观，体积较小，目前应用较为广泛。

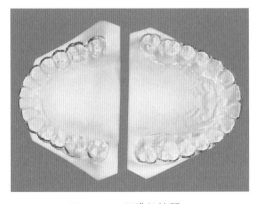

图 4-5-1　压膜保持器 1

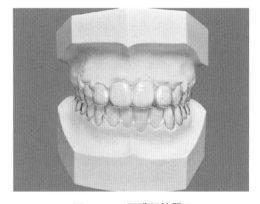

图 4-5-2　压膜保持器 2

（2）Hawley 保持器：是目前最常用、使用历史最悠久的活动保持器，为 Hawley 于 1920 年设计。它由双曲唇弓、一对磨牙卡环及塑料基托组成，这种保持器可以使牙齿少量移动，或通过调节唇弓关闭前牙少量间隙，主要有标准 Hawley 保持器（图 4-5-3～图 4-5-6）和改良 Hawley 保持器。改良 Hawley 保持器又分 I 型（图 4-5-7）、II 型（图 4-5-8）和 III 型（图 4-5-9，图 4-5-10）。

2. 固定保持器　是用粘接剂粘固在牙齿上的保持器，适用于正畸治疗后牙齿位置稳定性差，或需要长期保持的患者（图 4-5-11）。

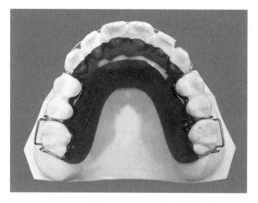

图 4-5-3　标准 Hawley 保持器𬌗面像

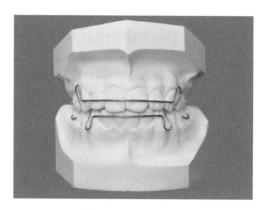

图 4-5-4　标准 Hawley 保持器正面𬌗像

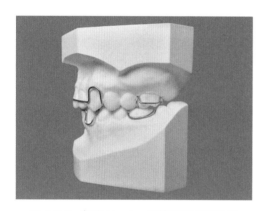

图 4-5-5　标准 Hawley 保持器左侧面𬌗像

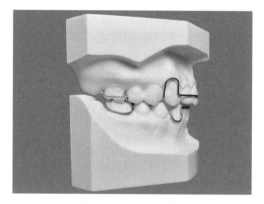

图 4-5-6　标准 Hawley 保持器右侧面𬌗像

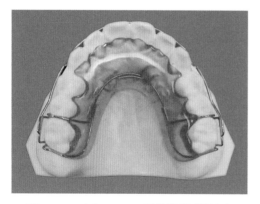

图 4-5-7　改良 Hawley 保持器 I 型焊接式

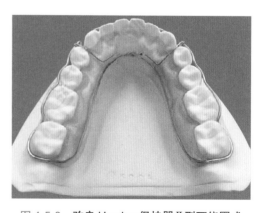

图 4-5-8　改良 Hawley 保持器 II 型环绕圈式

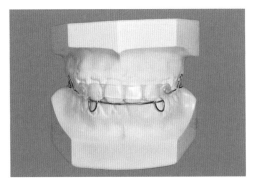
图 4-5-9　改良 Hawley 保持器Ⅲ型透明唇弓焊接式 1

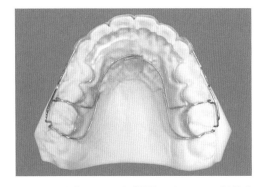
图 4-5-10　改良 Hawley 保持器Ⅲ型透明唇弓焊接式 2

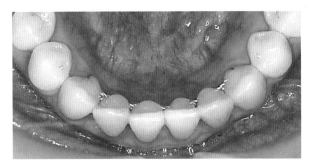
图 4-5-11　固定舌侧保持器

二、佩戴活动保持器护理技术

通常佩戴压膜保持器需要指导患者自行摘戴,并进行健康宣教,如有局部不适可用金冠剪进行修剪。Hawley 保持器需要医生反复调磨试戴直至佩戴合适。以下是佩戴 Hawley 保持器护理技术,适用于大部分错𬌗畸形经过主动治疗阶段后进入保持阶段者。

【用物准备】

1. 常规用物　口腔检查器械(探针、口镜、镊子)、胸巾、吸引器管、防护膜、护目镜、口杯、金冠剪、三用枪头、持针器、牙科低速直机、菠萝状磨头、技工钳(图 4-5-12)。

2. 制作完成的保持器。

【配合流程】

佩戴活动保持器医护配合流程见表 4-5-1。

【护理要点】

1. 佩戴保持器前,认真核对保持器上的姓名、病历号、保持器类型,确保无误。

2. 调磨保持器时嘱患者戴护目镜或闭眼,强吸及时吸除碎屑。

【健康宣教】

1. 正确摘戴　透明压膜保持器佩戴时,以双手拇指和示指协作将保持器顶压就位,摘下时以双手拇指和示指协作从磨牙慢慢向前牙移动摘下。Hawley 保持器佩戴时,以双手拇指和示指协作将卡环顶压就位,摘下时以双

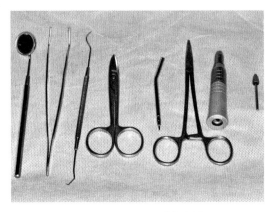
图 4-5-12　常规用物

表 4-5-1 佩戴活动保持器医护配合流程

医生操作流程	护士操作流程
1. 评估患者核对信息,与患者沟通,检查口腔	协助患者就座、漱口,调节椅位及灯光。递予医生凡士林棉签润滑口周
2. 试戴保持器	将保持器递予医生
3. 调整保持器	安装三用枪头、牙科低速直机、菠萝状磨头,调磨时调节灯光,将持针器递予医生调整保持器(图 4-5-13),医生调磨时协助用强吸吸除碎屑(图 4-5-14)
4. 健康宣教	协助医生对患者健康宣教
5. 整理用物、洗手	整理用物、诊间消毒、洗手

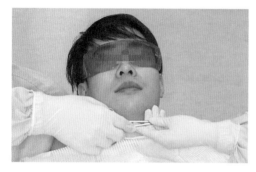

图 4-5-13　传递持针器调整保持器

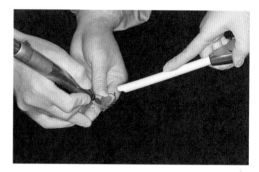

图 4-5-14　调磨时吸除碎屑

手拇指和示指协作放于卡环处用力取下即可,不可强行扭曲唇弓以免发生变形。

2. 保持时间　要求患者在最初的 6～12 个月内,全天戴用保持器;此后的 6 个月内,只晚上戴用;再往后 6 个月,隔日晚上戴用一次,直至牙齿稳定,不需要再用保持器为止。

3. 口腔卫生状况　嘱患者在清洁牙齿后佩戴,进食和刷牙时取下,较长时间不佩戴时浸泡在凉水中,佩戴期间禁食有色物质如红酒、橙汁等,防止保持器染色。

4. 妥善保管　保持器应用牙刷在冷水中清洗,禁止使用热水、乙醇、漂白剂清洗,以免引起保持器变形或变性。发现破损遗失及时联系复查。

5. 定期复诊　告知患者遵医嘱定期复查。

附:

压膜保持器制作过程

压膜保持器制作过程详见图 4-5-15～图 4-5-22。

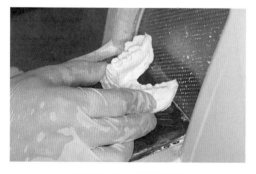

图 4-5-15　修整模型

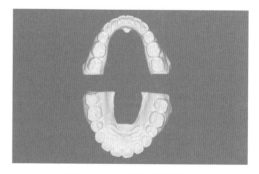

图 4-5-16　修整后的模型

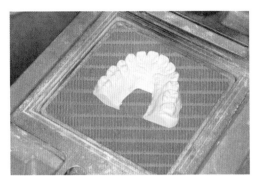

图 4-5-17　将修整后的模型放在压膜机底座上

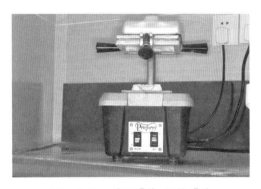

图 4-5-18　放置膜片，加热膜片

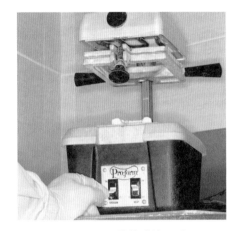

图 4-5-19　等待膜片下垂

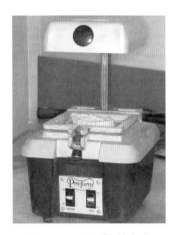

图 4-5-20　压膜，抽真空

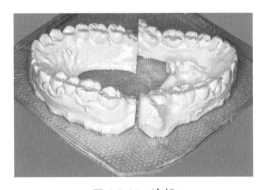

图 4-5-21　冷却

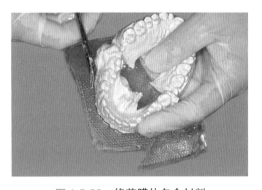

图 4-5-22　修剪膜片多余材料

三、佩戴固定舌侧保持器护理技术

固定舌侧保持器是正畸保持器中的一种。固定舌侧保持器是粘接于舌侧的固定丝，多由麻花丝材料制作，柔软性较强，既能保持牙位，又不限制前牙的生理动度。

佩戴固定舌侧保持器的适应证：①正畸矫治后，牙齿位置稳定性差或需要永久性保持。②严重的个别牙错位矫治后，可粘接固定舌侧保持器进行保持。

【用物准备】

1. 常规用物　口腔检查器械(口镜、镊子、探针)、胸巾、吸引器管(强吸和弱吸)、防护膜、护目镜、口杯、三用枪头。

2. 粘接用物 牙科低速手机(直机、弯机)、矽粒子、磨石、35% 磷酸酸蚀剂、小毛刷、预处理剂、光固化树脂、光固化灯、咬合纸(图 4-5-23)。

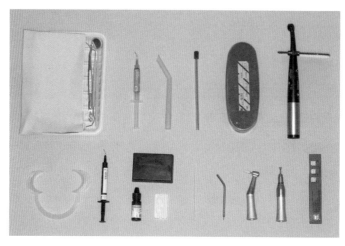

图 4-5-23 用物准备

【配合流程】

佩戴固定舌侧保持器医护配合流程见表 4-5-2。

表 4-5-2 佩戴固定舌侧保持器医护配合流程

医生操作流程	护士操作流程
1. 与患者沟通,解释操作流程	告知操作流程,准备漱口杯,戴胸巾,戴护目镜,安装吸引器管,调节椅位、灯光。涂凡士林于口周,保护黏膜
2. 抛光牙面	将矽粒子安装到牙科低速手机上,递予医生。用强吸吸除碎屑(图 4-5-24)
3. 酸蚀牙面	将 35% 磷酸酸蚀剂递予医生,及时吸唾,协助做好隔湿(图 4-5-25)
4. 固定舌侧丝	递予带有个性化舌侧丝的固位帽(图 4-5-26)
5. 粘接舌侧丝	递予医生蘸有预处理剂的小毛刷,光固化灯照涂布的牙面 15 秒。递予医生流动树脂,再光照 20 秒左右,重复操作直至粘接完毕(图 4-5-27~图 4-5-29)
6. 去除舌侧丝固位帽	协助去除固位帽
7. 调整咬合	递予医生咬合纸、牙科低速直机、磨砂石,注意用强吸吸除碎屑(图 4-5-30,图 4-5-31)
8. 交代注意事项、洗手	嘱患者漱口,递予患者纸巾,取下胸巾,整理用物,洗手

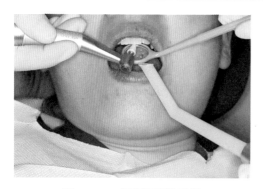

图 4-5-24 用强吸吸除碎屑

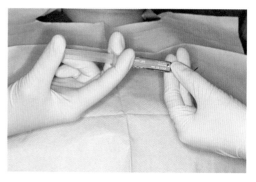

图 4-5-25 传递酸蚀剂

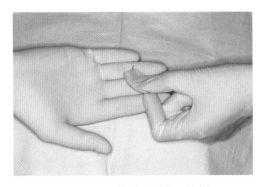

图 4-5-26　传递舌侧丝固位帽

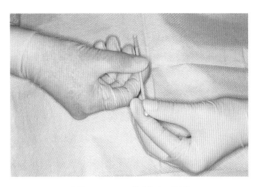

图 4-5-27　传递小毛刷

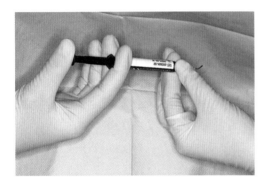

图 4-5-28　传递流动树脂

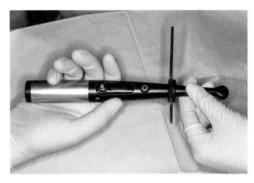

图 4-5-29　传递光固化灯

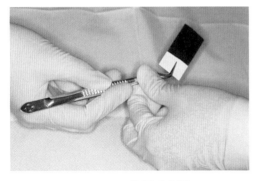

图 4-5-30　传递咬合纸

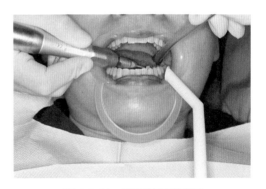

图 4-5-31　用强吸吸除碎屑

【护理要点】

1. 向患者交代整个操作过程无明显不适，缓解患者的焦虑情绪。

2. 流动树脂流动性强，应及时进行光固化，避免流动过多，影响牙齿咬合。树脂过多容易光照不充分，影响粘接强度。

3. 整个粘接过程中注意隔湿，保持口内干燥，防止唾液影响粘接的强度。

【健康宣教】

1. 告知患者佩戴舌侧保持器舌头会略有不适，1 周左右可逐渐适应，嘱咐多饮水，缓解不适。

2. 注意饮食，避免食用过硬的食物，如有脱落的情况及时就诊。

3. 指导患者正确地维护口腔卫生状况，三餐后及时刷牙、漱口，必要时使用牙线，尤其是保持器粘接面，预防牙石和菌斑的产生，如有不适及时就诊。

（杨宏叶　陈方俊　刘子璇）

第六节　微螺钉种植体支抗护理技术

一、微螺钉种植体支抗概述

微螺钉种植体支抗是将种植体植入颌骨内作为正畸支抗，配合固定矫治来完成整个矫治的技术。微螺钉种植体的固位原理是将微螺钉旋入骨组织，主要依靠机械力固位，承受一定的压力，满足正畸支抗的需要。微螺钉种植体植入方式有自攻式和助攻式两种。

微螺钉种植体支抗与口外弓等口外支抗装置相比，既满足了患者对美观的要求，又不需要过多配合，同时手术创口小，相对简单安全，患者容易接受。种植体的体积小，植入部位灵活，效果稳定可靠。而为了保证种植体支抗手术的成功，除医生合理的术前设计和严格的手术操作外，种植体术前准备、术中配合及术后护理也非常关键。

微螺钉种植体支抗适用于以下患者：①凸面型的患者前牙内收；②露龈微笑前牙深覆𬌗的患者；③伸长牙齿的压低；④直立磨牙和矫治异位的个别牙；⑤不对称缺牙导致中线控制困难的病例。

二、微螺钉种植体支抗的护理配合

【用物准备】

1. 常规用物　口腔检查器械（探针、口镜、镊子）、胸巾、吸引器管、口杯、防护膜，必要时准备凡士林。

2. 消毒麻醉用物　种植部位的 X 线片、盐酸阿替卡因肾上腺素注射液、0.02% 复方氯己定含漱液、卡局式注射器、注射针头、一次性无菌手套、0.5% 聚维酮碘棉签、0.1% 苯扎溴铵棉球、75% 乙醇棉球、5mL 冲洗器、生理盐水（图 4-6-1）。

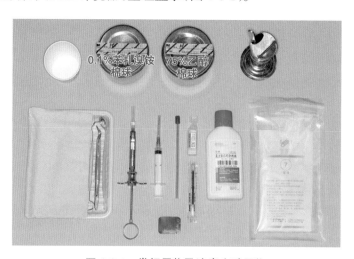

图 4-6-1　**常规用物及消毒麻醉用物**

3. 微螺钉种植体支抗手术用物　种植体器械灭菌包（口镜两个、探针、镊子、持针器、孔巾）、刀柄、15 号小圆刀片、无菌棉球若干或小纱布、自攻（或助攻）手柄和车针（图 4-6-2，

图 4-6-3)、自攻（或助攻）种植体（图 4-6-4，图 4-6-5 ）。常用种植体直径一般为 1～2mm，长度 6～10mm，为一体式结构。

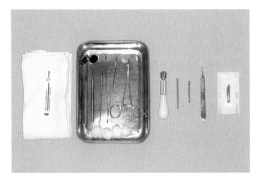

图 4-6-2 自攻种植体器械灭菌包及手柄、车针

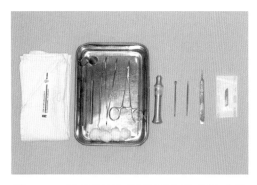

图 4-6-3 助攻种植体器械灭菌包及手柄、车针

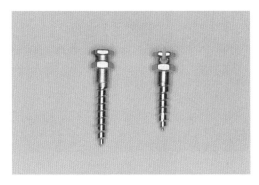

图 4-6-4 自攻种植体

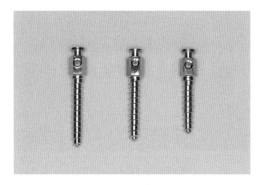

图 4-6-5 助攻种植体

【配合流程】

微螺钉种植体支抗手术医护配合流程见表 4-6-1。

表 4-6-1 微螺钉种植体支抗手术医护配合流程

	医生操作流程	护士操作流程
1. 术前准备	（1）向患者交代病情、治疗计划，确认知情同意书、相关费用	根据患者病情准备用物，了解种植体手术过程；调节椅位和灯光，安装三用枪头和吸引器管（图 4-6-6，图 4-6-7 ）
	（2）润滑口周：将凡士林涂布在嘴部干裂患者的口周	递予医生凡士林棉签（图 4-6-8 ）
	（3）嘱患者用 0.02% 复方氯己定含漱液漱口，每次含漱 30 秒，共 3 次（图 4-6-9 ）	嘱咐患者漱完口后不再用清水漱口
2. 术中	（1）麻醉：植入区域局部浸润麻醉	递予医生 0.5% 聚维酮碘棉签消毒麻醉部位（图 4-6-10），遵医嘱准备局麻药及合适长度的针头（一般为 21mm），核对局麻药名称、浓度、剂量和有效期，安装好递予医生（图 4-6-11 ）
	（2）消毒：用 0.1% 苯扎溴铵消毒口内黏膜，用 75% 乙醇棉球消毒口周皮肤	夹取 0.1% 苯扎溴铵棉球和 75% 乙醇棉球分别放入器械盘内（图 4-6-12），必要时吸唾

医生操作流程	护士操作流程
（3）铺巾：术者洗手、更换无菌手套，铺孔巾	按照无菌要求打开种植体器械灭菌包（图 4-6-13，图 4-6-14），并将相应无菌物品如手柄、微螺钉种植体、无菌棉球或纱布等放入无菌器械盘内（图 4-6-15，图 4-6-16）
（4）植入：参照 X 线片确定植入位置，安装手柄、螺丝杆及微螺钉种植体，植入种植体	及时调节术区光源（图 4-6-17），保证术野清晰，必要时吸唾
3. 术后　手术结束，撤去孔巾，摘下手套；拍 X 线片观察种植体与牙根关系	协助患者清洁面部，整理用物，进行终末消毒；洗手

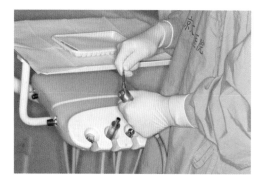

图 4-6-6　**安装三用枪头**

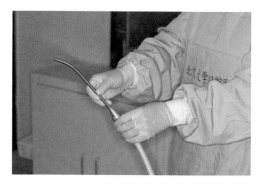

图 4-6-7　**安装吸引器管**

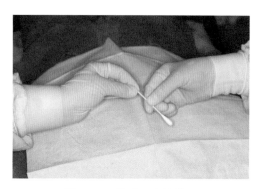

图 4-6-8　**传递凡士林棉签**

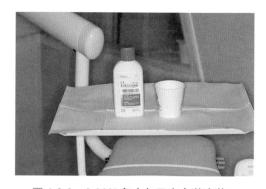

图 4-6-9　**0.02% 复方氯己定含漱液漱口**

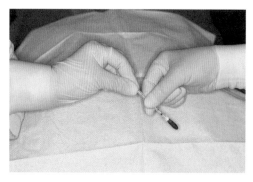

图 4-6-10　**传递聚维酮碘棉签**

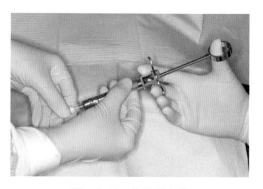

图 4-6-11　**传递局麻药**

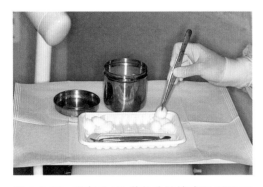

图 4-6-12 准备 0.1% 苯扎溴铵棉球和 75% 乙醇棉球

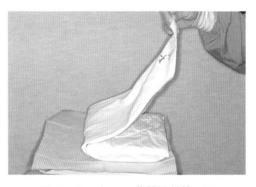

图 4-6-13 打开无菌器械包第一层

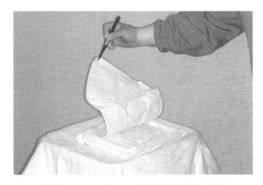

图 4-6-14 打开无菌器械包第二层

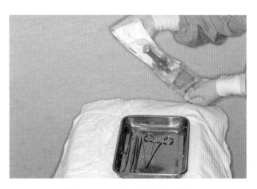

图 4-6-15 打开无菌手柄

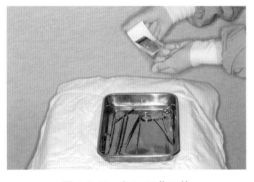

图 4-6-16 打开无菌刀片

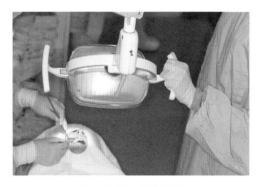

图 4-6-17 调节光源

【护理要点】

1. 向患者详细说明术前、术中及术后的相关注意事项,详细询问用药史、过敏史、月经史,做好沟通交流,减轻患者的紧张焦虑情绪。

2. 嘱患者用 0.02% 复方氯己定含漱液漱口后,禁止喝水或再用清水漱口,防止再次污染。面部消毒后,嘱患者勿触碰消毒部位。

3. 术前核对患者信息及医生所选取的手术方式(自攻或助攻),备齐器械,提高护理配合效率。

4. 严格遵守无菌操作原则,防止发生术后感染。

5. 术中及时调整光源,及时吸唾,保证术野清晰。

6. 进行下颌种植体支抗植入时,应用左手向上托护患者的下颌角,保护颞下颌关节,保持头部不随医生操作而晃动。

【健康宣教】

1. 饮食　术后 2 小时可进食温凉软食,禁食热、硬、辛辣、刺激的食物,勿时常舔舐种植体,防止伤口出血。

2. 口腔卫生状况　术后嘱患者注意口腔卫生,饭后使用漱口水漱口 1～2 周,保持口腔清洁,刷牙选用软毛刷,早晚、三餐后刷牙时重点清洁种植体部位。

3. 疼痛　种植体植入后,有 2～3 天疼痛属正常现象,若剧烈疼痛、肿胀请及时与医生联系。

4. 黏膜损伤　手术后种植体与口腔黏膜摩擦,可能会形成口腔溃疡,一般情况下,经过一段时间的适应,溃疡可自行愈合,必要时选用黏膜保护蜡,防止口腔溃疡的形成。

5. 种植体松动　长期不良口腔卫生状况会导致种植体周围炎症,最后导致种植体松动脱落。如果松动,及时复诊,以防误吞或吸入。

（冯　娜）

第七节　埋伏阻生牙开窗导萌护理技术

一、埋伏阻生牙开窗导萌概述

萌出期已过而仍在颌骨组织中未能萌出的牙齿称为埋伏牙。由于邻牙、骨或软组织的阻碍而只能部分萌出或完全不能萌出的牙齿称为阻生牙。当牙齿完全不能萌出时,即为埋伏阻生牙。

开窗导萌适用于保留埋伏阻生牙牵引入牙弓的患者,是指将完全在骨内埋伏的易位、倒萌等阻生牙用外科手术方式消除阻力,将牙体暴露出来,在暴露的"窗口"牙体上粘接附件,用正畸治疗方法使这些牙齿恢复正常位置,并恢复功能及美观。

正畸附件的有效粘接是导萌成功的关键。本节只阐述口腔颌面外科手术开窗后正畸粘接附件的护理配合。

二、埋伏阻生牙开窗导萌粘接附件的护理配合

【用物准备】

1. 常规用物　口腔检查器械(探针、口镜、镊子)、口杯、凡士林及干棉签、吸引器管、75% 乙醇棉球、无菌干棉球棉卷、无菌纱布、防护膜。

2. 粘接牵引附件用物　无菌不锈钢吸唾管、骨膜剥离器、埋伏牙牵引链、粗丝切断钳、肾上腺素注射液、生理盐水、冲洗器、酸蚀剂、小毛刷、避光盒、光固化预处理液、光固化粘接剂、光固化灯、三用枪头、反向镊(图 4-7-1)。

3. 其他用物　持针器、细丝切断钳、弹力线。

【配合流程】

埋伏阻生牙开窗导萌粘接附件医护配合流程见表 4-7-1。

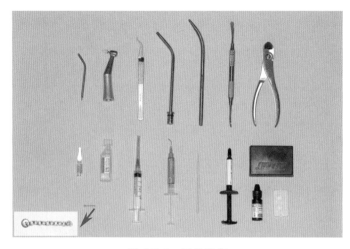

图 4-7-1 **用物准备**

表 4-7-1 **埋伏阻生牙开窗导萌粘接附件医护配合流程**

	医生操作流程	护士操作流程
1. 评估患者	与患者沟通,检查口腔,确定口腔颌面外科开窗手术开窗后暴露的埋伏牙牙冠部位	协助患者就座,调节椅位及灯光,必要时用凡士林棉签润滑口周
2. 清洁牙面	用骨膜剥离器翻瓣,暴露工作区域,用生理盐水冲洗牙面,干棉球隔湿,必要时用肾上腺素棉捻进行创面止血	传递骨膜剥离器,递生理盐水注射器,安装无菌不锈钢吸唾管及时吸唾。遵医嘱准备含有肾上腺素注射液的棉捻递予医生
3. 酸蚀牙面	酸蚀牙面约 30 秒,范围略大于附件背板面积;然后用生理盐水冲洗器冲洗,隔湿,吹干呈无光泽的白垩色牙面(图 4-7-2)	待医生吹干牙面后,递予医生 35% 磷酸酸蚀剂,协助记录酸蚀时间;随后递生理盐水冲洗器,使用强吸、弱吸及时吸去酸蚀剂冲洗液及喷溅物,协助医生隔湿并吹干牙面
4. 粘接附件	(1)涂预处理剂:涂布预处理剂于酸蚀处理后的白垩色牙面(图 4-7-3)	用小毛刷蘸取适量预处理剂递予医生
	(2)粘接附件:将底板带有粘接剂的附件放在暴露的牙面上,调整位置,去除多余粘接剂(图 4-7-4~图 4-7-6)	用反向镊夹持埋伏牙牵引链舌侧扣,将适量粘接剂涂于附件底板中心处递予医生。随后递探针
	(3)光固化	协助医生光固化(图 4-7-7)
5. 外科缝合后将埋伏牙牵引链外露部分修剪至合适长度,使用弹力线加力		根据操作步骤遵医嘱递粗丝切断钳、持针器、弹力线、细丝切断钳
6. 交代注意事项,治疗结束,七步洗手法洗手		协助整理患者面容,预约复诊时间,整理用物,诊间消毒

【护理要点】

1. 术中随时调整灯光,协助医生使用骨膜剥离器翻瓣并压住翻开的软组织,暴露视野。

2. 必要时协助医生准备肾上腺素棉捻湿敷创口周围,适当加压止血。

3. 器械物品除做好常规开窗和正畸器械的灭菌外,还需要做好牵引附件如舌侧扣、牵引链等不锈钢金属材料的灭菌备用。

4. 操作中选用无菌不锈钢强吸管,较小的头端便于吸取"窗口"黏稠的血液和冲洗液,保持视野清晰和粘接面干燥。

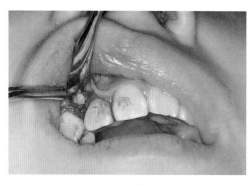

图 4-7-2 吹干牙面

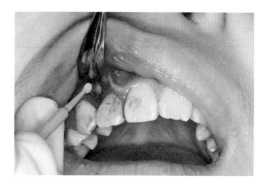

图 4-7-3 涂布预处理剂

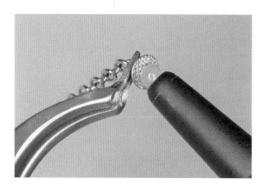

图 4-7-4 涂粘接剂

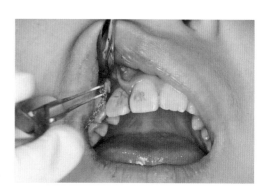

图 4-7-5 粘接牵引链

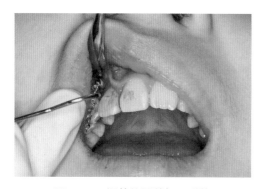

图 4-7-6 调整位置并轻压附件

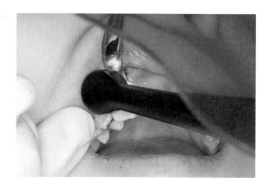

图 4-7-7 协助医生光固化

【健康宣教】

1. 疼痛 术后局麻药药效过后,可能会出现疼痛,但基本可以耐受。如果疼痛严重,可在医生的指导下使用止痛药物。

2. 进食及预防感染 嘱患者 24 小时内进温、凉饮食。保持口腔清洁,进食后清水漱口,刷牙时注意保护伤口。

3. 复诊 定期复诊加力,一般 2 周左右加力。如有附件脱落,及时就诊,避免二次手术。

(林 静)

第八节　口腔矫治器治疗阻塞性睡眠呼吸暂停低通气综合征护理技术

一、阻塞性睡眠呼吸暂停低通气综合征的口腔矫治器

阻塞性睡眠呼吸暂停低通气综合征（obstructive sleep apnea hypopnea syndrome，OSAHS），是指在睡眠中反复发生每次持续 10 秒以上的口鼻气流通过的暂时停止，在整夜 7 小时的睡眠中，这种呼吸暂停次数在 30 次以上。根据发病机制，OSAHS 分为三种类型：阻塞性、中枢性及混合性。根据作用部位和作用方式，OSAHS 的口腔矫治器可以分为以下几类：舌牵引器、软腭作用器、下颌前移矫治器等。

目前，临床经常使用的口腔矫治器有以下几种：改良 activator 式矫治器、软塑料复位器式矫治器（软𬌗垫矫治器）、双𬌗板矫治器、Silensor 矫治器。

1. 个别制作可调式（图 4-8-1）　根据患者解剖特点、阻塞部位、个体咬合设计固位等设计，成品具有一定可调节性的一类矫治器。

2. 个别制作非可调式（图 4-8-2）　与个别制作可调式相比，成品仅具备唯一下颌定位，不可调整为其他位置的一类矫治器。

3. 非个别式可调式（图 4-8-3）　指不需要采集患者咬合，成品具有一定可调节性的一类矫治器。

4. 非个别式非可调式（图 4-8-4）　指不需要采集患者咬合，成品上下颌一体式不可调节的一类矫治器。

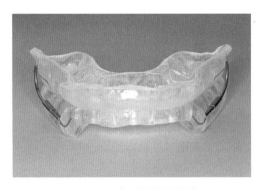

图 4-8-1　**个别制作可调式**

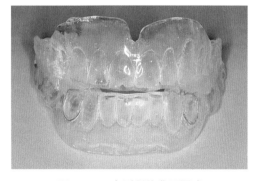

图 4-8-2　**个别制作非可调式**

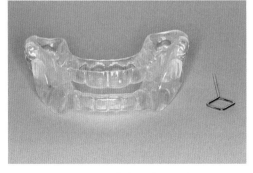

图 4-8-3　**非个别式可调式**

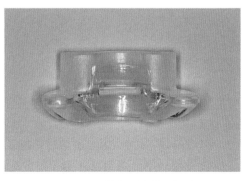

图 4-8-4　**非个别式非可调式**

二、口腔矫治器治疗阻塞性睡眠呼吸暂停低通气综合征的护理配合

【用物准备】

1. 常规用物　口腔检查器械（口镜、镊子、探针）、胸巾、吸引器管、防护膜、护目镜、口杯、三用枪头、牙科低速直机、磨石、凡士林、干棉签。

2. 口腔印模制取用物　计时器、硅橡胶、硅橡胶混合机、硅橡胶混配枪、专用托盘、一次性混合头。

3. 佩戴矫治器用物　呼吸睡眠监测检查报告、酒精灯、雕刻刀、蜡片、咬合纸。

【配合流程】

制取印模和佩戴口腔矫治器医护配合流程见表4-8-1。

表4-8-1　**制取印模和佩戴口腔矫治器医护配合流程**

医生操作流程	护士操作流程
1. 与患者沟通矫治流程；根据患者情况选择适宜的矫治器类型	核对患者信息，用凡士林棉签润滑患者口周，防止口镜牵拉造成患者痛苦
2. 制取牙列及口腔印模	调拌合格的印模材料递予医生，协助完成印模制取并灌制工作模型
3. 制取咬合记录转技工室、制作OSAHS口腔矫治器	点燃酒精灯，传递雕刻刀、蜡片，协助医生取咬合记录（图4-8-5）
4. 佩戴OSAHS口腔矫治器，必要时调改	复诊前，准备好OSAHS口腔矫治器（图4-8-6） 遵医嘱传递牙科低速直机、磨石、咬合纸等用物；佩戴完成，嘱患者漱口，整理用物，协助预约复诊时间

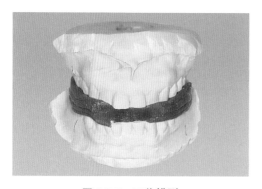

图4-8-5　**工作模型**

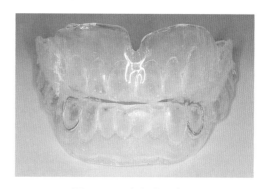

图4-8-6　**改良式矫治器**

【护理要点】

1. 制取印模前　应与患者充分沟通，缓解紧张情绪。制取印模时，嘱患者低头，避免印模材料流向咽部引起恶心。

2. 制取印模时　为OSAHS患者制取印模，有时需要将托盘改制成个别托盘，灌注石膏模型多为超硬石膏，配合医生做好相关护理，如核对模型、做咬合记录等情况。

【健康宣教】

1. 佩戴时间　告知OSAHS患者在睡眠时佩戴矫治器，出差旅行时也佩戴，且终生佩戴。

2. 肌肉酸痛　大多数患者戴用口腔矫治器后可能出现下颌肌肉的酸痛感、唾液分泌增加等不适，这属于正常现象，患者可携带一条毛巾备用擦拭，戴用2～3天后逐渐适应。

3. 正确清洗　告知患者晨起摘下口腔矫治器,用牙膏及软毛牙刷清洗,禁与尖锐硬物碰撞,矫治器的使用期限为3~6年。

4. 使用合适的枕头　嘱患者晚间睡眠时选择软硬合适的枕头,高度以一拳不超过10cm的枕头为宜。枕头过硬容易使患者头部受到外加弹力作用,易产生肌肉疲劳和损伤,加重患者打鼾或呼吸暂停。

5. 睡眠体位　嘱患者睡眠时以侧卧为宜,防止咽部组织和舌后坠。

6. 定期复查　佩戴矫治器时,如出现固位不良的情况,应及时来院复诊检查,保证口腔矫治器的有效戴用。

7. 养成良好生活习惯　必要时减轻体重,对于过敏、鼻息肉或有鼻腔阻塞疾病的患者,建议积极治疗,保持鼻腔通畅。

8. 口腔矫治器没有绝对禁忌证,对于严重颞下颌关节紊乱综合征及前牙对刃𬌗患者,遵医嘱签同意书后方可用。

(黄慧萍)

第九节　唇腭裂患者护理技术

唇腭裂是口腔颌面部较常见的先天畸形,是口腔唇部和腭部的中胚叶组织在胚胎11周内发育暂停所致。唇腭裂的治疗是复杂、长期的序列治疗,即由多学科专家共同组成的序列治疗组(包括口腔颌面外科、口腔正畸科、牙体牙髓及牙周科、口腔修复科、耳鼻咽喉科、语言病理学、儿科及心理学等),在患者出生到成人的每一个生长发育的年龄,按照制订的程序,有计划地分期治疗,最终使患者的面部形态、功能及心理上均能达到与正常人一致或接近一致的治疗。

唇腭裂患者多数存在上颌发育受限的问题,有上颌牙弓缩窄、前后牙的反𬌗等问题,在乳牙期和替牙期进行正畸治疗可减轻畸形的程度,为后面恒牙期治疗提供有利条件,在这两期中一般采用活动矫治器(如下颌连冠式斜面导板、𬌗垫舌簧、分裂基托)或扩弓矫治装置(四角舌弓矫治器、Hyrax矫治器)来进行治疗,唇腭裂畸形正畸治疗的护理包括婴儿期整形治疗护理、乳牙期及替牙期正畸治疗护理、恒牙期正畸治疗护理。

本节主要从以下方面讲述:唇腭裂临床分类、唇腭裂患者常见的错𬌗畸形、唇腭裂患者婴儿期的正畸护理、唇腭裂患者活动矫治的护理配合、唇腭裂患者扩弓器及𬌗垫的护理配合等。

一、唇腭裂临床分类

唇裂常与腭裂伴发,是胚胎发育过程中出现障碍的结果。发病最主要的原因是遗传,与母亲妊娠早期是否服用某些药物、是否缺乏叶酸和维生素B_{12}、有无病毒感染,以及是否患有某些疾病等多种因素有关。目前,常用的唇腭裂分类是临床表现分类。

(一)唇裂的临床表现

唇裂分为单侧唇裂和双侧唇裂。

1. 单侧唇裂

(1)Ⅰ度唇裂:唇红缘及上唇下2/3裂开(图4-9-1)。

(2)Ⅱ度唇裂:上唇全部裂开,但鼻底未完全裂开(图4-9-2)。

(3)Ⅲ度唇裂:上唇全部裂开,鼻底全部裂开,可伴有牙槽嵴裂(图4-9-3)。

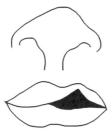
图 4-9-1 Ⅰ度唇裂

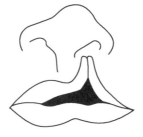
图 4-9-2 Ⅱ度唇裂

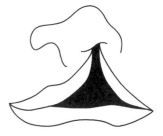
图 4-9-3 Ⅲ度唇裂

2. 双侧唇裂 按单侧唇裂分类的方法对双侧唇裂分别进行分类,如双侧Ⅲ度唇裂,双侧Ⅱ度唇裂,混合唇裂左侧Ⅱ度唇裂、右侧Ⅲ度唇裂等。另外,临床上还可见隐性唇裂,即皮肤和黏膜无裂开,但其下方的肌层发育不良,导致患侧出现浅沟状凹陷及唇峰分离等畸形。

(二)腭裂的临床分型

腭裂可单独发生,也可与唇裂同时伴发。大部分腭裂患者不仅有软组织畸形,还伴有不同程度的骨组织缺陷和畸形。

Ⅰ.软腭或腭垂裂:裂仅存于软腭或腭垂(图 4-9-4)。

Ⅱ.不完全腭裂:软腭及硬腭裂开,但牙槽嵴完整(图 4-9-5)。

Ⅲ.单侧完全性唇腭裂:裂隙从腭垂斜向前部上颌直至牙槽嵴,两个牙槽嵴断端之间可以相对,也可以存在一定裂隙(图 4-9-6)。

Ⅳ.双侧完全性唇腭裂:裂隙自腭垂斜向上颌前部两侧,前颌骨段游离(图 4-9-7)。

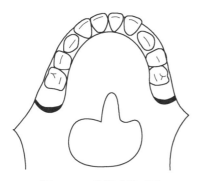
图 4-9-4 软腭或腭垂裂

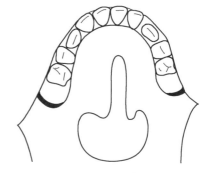
图 4-9-5 不完全腭裂

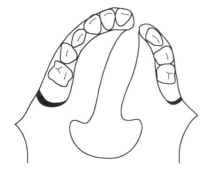
图 4-9-6 单侧完全性唇腭裂

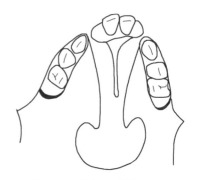
图 4-9-7 双侧完全性唇腭裂

二、唇腭裂患者常见的错𬌗畸形

唇腭裂患者由于腭部组织的缺损、多次手术损伤、腭部瘢痕的挛缩、异常的肌肉活动等，可造成上颌骨的发育异常，继发错𬌗畸形。唇腭裂患者上颌骨的异常表现在上颌的狭窄、前后向及高度不足。

（一）唇腭裂患者常见的错𬌗畸形及发育异常

1. 乳前牙及恒前牙的反𬌗（图 4-9-8）。
2. 后牙较严重的反𬌗。
3. 局部开𬌗。
4. 牙列拥挤错位（图 4-9-9）。
5. 轻中度的上颌发育不足。
6. 上颌挛缩、牙弓狭窄。
7. 牙槽嵴裂或植骨区不丰满。

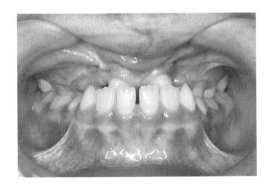

图 4-9-8　**前牙反𬌗**

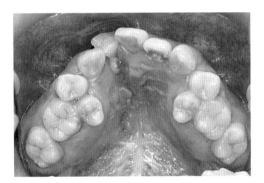

图 4-9-9　**牙列拥挤错位**

（二）唇腭裂患者常见的牙齿异常

1. 牙齿萌出异常（图 4-9-10）　存在牙槽嵴裂的患者，由于牙槽骨的缺损，裂隙附近的牙齿无法正常萌出，一般是尖牙无法萌出，出现斜轴或部分萌出。

2. 牙齿数目异常（图 4-9-11）　由于牙槽嵴裂隙的存在，影响牙胚的发育，会出现牙齿数目的异常。经常出现的缺失牙是裂隙侧的侧切牙，其次是前磨牙。

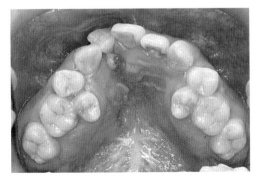

图 4-9-10　**牙齿萌出异常**

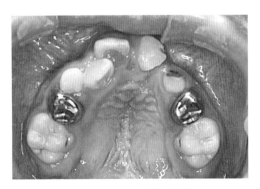

图 4-9-11　**牙齿数目异常**

3. 牙齿形态异常（图 4-9-12） 唇腭裂患者上颌牙槽嵴裂附近易存在形态异常的畸形牙,有锥形或柱形的侧切牙,或是融合牙。

4. 牙釉质发育不良（图 4-9-13） 有些患者因存在较严重的错𬌗畸形而忽视口腔卫生的清洁,加上颌牙齿钙化不良,容易产生龋坏、残冠、残根,常见于上颌中切牙和第一恒磨牙。

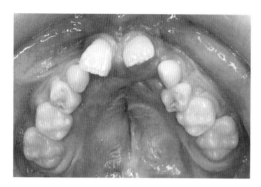

图 4-9-12 牙齿形态异常

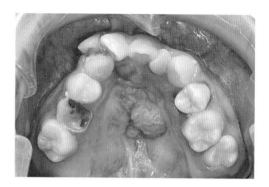

图 4-9-13 牙釉质发育不良

三、唇腭裂患者婴儿期的正畸护理

上颌骨整形即术前鼻 - 牙槽骨整形（presurgical nasoalveolar molding, PNAM）法,适应证为双侧完全性唇腭裂和单侧完全性唇腭裂,是在唇腭裂修复术前,患者在出生 1 个月内制取硅橡胶印模并灌注模型,扫描模型数据,通过数据制作再戴入活动的上颌腭托矫治器,在肌肉和软组织的作用下发生改形,为后续手术提供有利条件。婴儿期佩戴活动矫治器,是通过戴入口内的腭托、口外的弹力胶布或弹力带等对移位的颌骨进行矫治。腭托属于可摘矫治器,有利于患者喂养,建立正常的舌位置,能够刺激腭部的生长,在肌肉和软组织的作用下发生改形,促进牙槽骨生长,防止上颌牙弓塌陷,达到最佳的对颌位置,为外科手术提供良好的条件。

（一）婴儿期制取硅橡胶印模的正畸护理

【用物准备】

1. 常规用物 口腔检查器械（口镜、镊子、探针）、三用枪头、敷料盒、凡士林、棉签。

2. 制取硅橡胶印模用物 个别托盘（根据先天性唇腭裂患者口腔大小制备合适的个别托盘）、硅橡胶初印模材料（图 4-9-14）。

【操作流程】

婴儿期制取硅橡胶印模的操作流程见表 4-9-1。

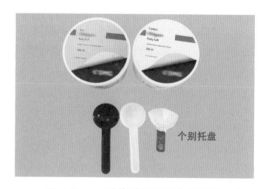

图 4-9-14 硅橡胶材料和个别托盘

表 4-9-1　婴儿期制取硅橡胶印模的操作流程

操作流程	操作要点
1. 核对患者信息	
2. 评估患者情况	查看患者上颌唇腭裂的部位及裂隙大小,给患者口角涂抹凡士林;确认患者是否取模前 2 小时禁食、水,以免呛咳
3. 知情同意	同患者家长详细谈话,告知模型制取的方法和制取过程中可能出现的意外风险及对应的预防、急救措施,并获得同意
4. 试托盘并制作个别托盘	根据患者牙弓、裂隙大小制作个别托盘,因患者口内黏膜娇嫩,故用医用胶布包裹个别托盘
5. 摆好患者体位	患者采用头低足高仰卧位,肩部稍高。一位助手双手抱患者头部,注意避让颞部、双眼、前后囟门;另一位助手固定患者身体,特别注意患者腹部不能受压
6. 制取硅橡胶初印模材料	按照托盘大小取等比例硅橡胶基质和催化剂,用大拇指、示指、中指迅速揉捏约 30 秒,直至颜色混合均匀
7. 放入托盘	将揉捏好的硅橡胶初印模材料放入托盘,由一侧远中向另外一侧放入,并将托盘外缘包裹住。前部印模材料稍多,保证印模前牙区前庭结构部分完整,后部略少,减少上腭后部材料引起患者不适,再次塑形
8. 放入口内	操作者站于患者头部后方,左手轻拉上唇,右手将托盘旋转放入口中,塑形,固位,计时 3 分钟;助手协助用双手扶住患者头部,以免患者头部扭动。操作中观察患者鼻子吸气,确保患者处于健侧鼻呼吸和哭泣状态。切勿堵塞患者鼻翼,安抚并观察患者呼吸、哭声大小
9. 取出印模	双手托住托盘后部,将托盘轻轻翘起,左手轻拉口唇,右手顺时针旋转取出。检查患者口内有无异物残留,安抚患者,合适时间即可喂水、喂奶
10. 检查印模	检查标准:前庭沟、左右两侧上颌结节、上颌唇系带、牙槽嵴裂隙清晰完整(图 4-9-15)
11. 清洁面部,整理用物,七步洗手法洗手	清洁患者面部。印模清水冲洗后,用含氯消毒剂喷雾消毒,送至灌模室灌制石膏模型(图 4-9-16)。使用扫描仪对石膏模型进行扫描形成数字化模型,利用数字化模型制作矫治器,供复诊时佩戴

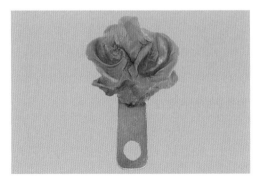

图 4-9-15　硅橡胶阴模

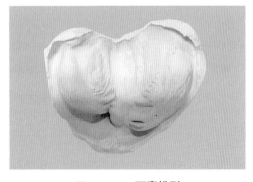

图 4-9-16　石膏模型

（二）佩戴 PNAM 矫治器医护配合流程

【用物准备】

1. 常规用物　口腔检查器械（口镜、镊子、探针）、吸引器管、三用枪头、牙科低速直机、菠萝状磨头（图 4-9-17）。

2. PNAM 矫治系统　临床上使用的 PNAM 矫治系统，包括矫治腭托若干（图 4-9-18，按序号佩戴）、鼻钩（图 4-9-19）和弹性装置等部分。

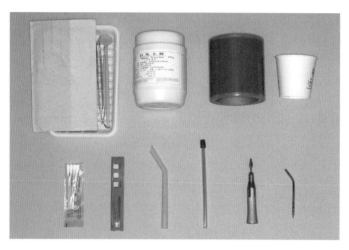

图 4-9-17　佩戴 PNAM 矫治器用物

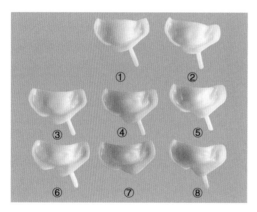

图 4-9-18　3D 打印序列矫治腭托（①～⑧号）

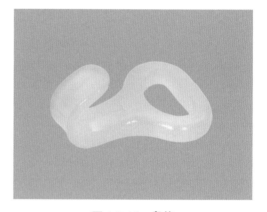

图 4-9-19　鼻钩

【配合流程】

佩戴 PNAM 矫治器医护配合流程见表 4-9-2。

表 4-9-2　佩戴 PNAM 矫治器医护配合流程

医生操作流程	护士操作流程
1. 核对患者信息，与患者家长沟通	安排患者于口腔综合治疗台上，采用仰卧位，家长站于椅旁陪同，调节椅位、灯光，核对无误后取出矫治器。为患者口角涂抹凡士林，准备好治疗器械和矫治器

续表

医生操作流程	护士操作流程
2. 试戴，调磨、抛光后戴入患者口内	安装三用枪头、牙科低速直机、菠萝状磨头，调磨时调节灯光，强吸吸除碎屑。佩戴时双手扶住患者头部，注意保护颞部、双眼、前后囟门（图4-9-20）
3. 调磨完成，粘贴胶布固定腭托	先传递一条医用特制弹力胶布，协助将唇腭裂裂隙双侧唇部软组织固定，根据患者情况准备数条医用胶布，协助将腭托手柄包裹，确保腭托固位（图4-9-21，图4-9-22）
4. 固定鼻钩	准备好鼻钩及固位胶布递予医生，协助连接鼻钩及胶布，操作中安抚并固定患者头部位置（图4-9-23）
5. 指导患者家长自行摘戴矫治器，告知佩戴时间、注意事项	向患者家长交代注意事项、剩余矫治器的数目、佩戴时间、清洗方法，以及佩戴时的喂养方式
6. 洗手，预约下次复诊时间	整理用物，诊间消毒，洗手

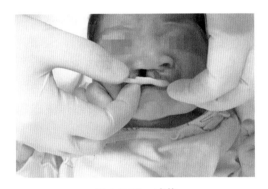

图 4-9-20　**试戴**

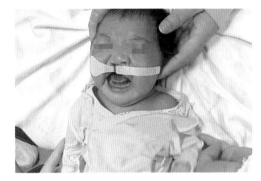

图 4-9-21　**固定裂隙两侧软组织**

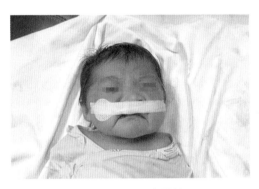

图 4-9-22　**固定腭托**

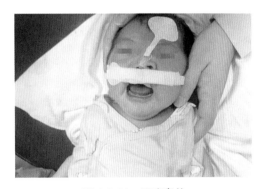

图 4-9-23　**固定鼻钩**

【护理要点】

1. 放置腭托　佩戴时，左手示指拉开患者口唇，右手拇指和示指拿住矫治器手柄以逆时针方向旋转放入口内。

2. 固定腭托　固定腭托使用弹力胶布，注意粘贴弹力胶布要稍稍用力拉开后再粘贴。对于单侧唇腭裂患者，先将弹力胶布粘贴于健侧颊部皮肤，然后再将健侧组织牵向患侧，使人中与鼻小柱居中；对于双侧唇腭裂患者，将弹力胶布粘贴于一侧颊部皮肤，再牵向另一侧颊部皮肤。操作时将胶布剪成稍细的条状，防止胶布过宽堵塞患者鼻孔，妨碍呼吸。

3. 固定鼻钩　鼻钩的方向应偏向健侧鼻孔,裂隙侧的鼻钩加力时,注意力量以鼻翼皮肤颜色由粉红转为轻微的白色为宜,粘贴弹力胶布的方向也偏向健侧额头。鼻钩表面涂抹凡士林,润滑黏膜,防止鼻黏膜及组织受损。

4. 佩戴护理　向患者家长交代每次喂奶后用凉白开水(或纯净水)清洗腭托,每副矫治器佩戴 1 周,按照顺序依次更换,记录每副矫治器佩戴的开始时间。

【健康宣教】

1. 心理护理　向患者家长讲解唇腭裂的治疗步骤、唇腭裂的解剖结构,安慰和鼓励家长,提供有效的心理援助。

2. 母乳喂养　嘱咐患者家长正常母乳喂养,因矫治器可覆盖牙槽嵴和软硬腭,分隔口腔和鼻腔,舌不再舔入上腭裂隙,使鼻腔形成封闭状态,故哺乳功能有明显改善。

3. 皮肤应激反应　粘贴胶布的双侧颊部皮肤表面可能会有接触性皮炎,局部出现红斑、皮疹、溃疡等。为减少对局部皮肤的刺激,建议家长使用刺激性小的人工皮,再在人工皮上粘贴胶布,粘贴时胶布切记不要超出人工皮边缘,然后佩戴矫治器。

4. 真菌感染　极少数患者可能会有鹅口疮。向此类患者家长介绍,须将与患者口腔接触的物品进行严格清洗,并用 5% 碳酸氢钠浸泡,如患者烦躁不安、哭啼、哺乳困难,注意观察患者口内是否有白色斑片,预防本病发生,如有症状及时就医,真菌感染治愈后再进行治疗。

5. 黏膜溃疡　常出现于唇颊系带及前颌突唇侧面等。弹力胶布的牵拉、前颌骨的移动会导致唇系带位置改变,可能会引起唇系带处创伤性溃疡。如出现溃疡,应暂停佩戴矫治器并及时复诊调改。

6. 组织损伤　常出现在鼻唇结合处,多由不光滑的鼻钩局部矫治力过大所致。因此矫治力应大小适宜,局部组织微微发白即可,避免局部组织压力过大。同时,在鼻钩表面涂抹凡士林防止局部组织干燥、损伤。如已出现损伤,需要暂停佩戴,待组织愈合后再进行治疗。

7. 预约复诊　告知患者家长如有不适及时就诊。

四、唇腭裂患者活动矫治的护理配合

活动矫治器是由固位装置(卡环、单臂卡、邻间钩等)、加力装置及连接装置组成,可由患者自行摘戴,常用于错𬌗畸形的预防性矫治和骨性畸形的早期矫治。通过改变口腔颌面部肌肉的功能,从而促进牙颌颅面的正常生长发育,以此达到预防或治疗畸形的目的的一类矫治器,例如分裂基托(图 4-9-24)、𬌗垫舌簧(图 4-9-25)。适应证为一侧或两侧后牙反𬌗、前牙反𬌗和多生牙。

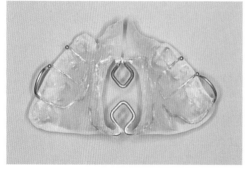

图 4-9-24　**分裂基托**

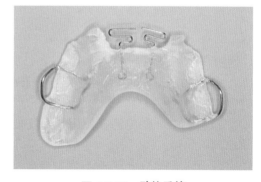

图 4-9-25　**𬌗垫舌簧**

【用物准备】

1. 常规用物　口腔检查器械(口镜、镊子、探针)、吸引器管、三用枪头、口杯、防护膜。
2. 器械准备　咬合纸、技工钳、牙科低速直机、车针(图 4-9-26)。

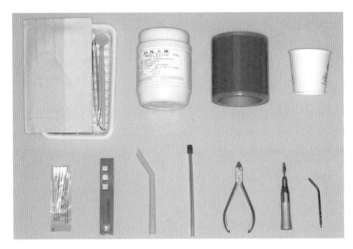

图 4-9-26　佩戴活动矫治器用物

【配合流程】

佩戴活动矫治器医护配合流程见表 4-9-3。

表 4-9-3　佩戴活动矫治器医护配合流程

医生操作流程		护士操作流程
1. 沟通交流	询问病史,介绍治疗过程	安排患者于口腔综合治疗台上,调节椅位和灯光,为患者口角涂抹凡士林,准备好矫治器和治疗器械
2. 试戴	𬌗垫舌簧试戴于口内	递予医生𬌗垫舌簧(图 4-9-27)
3. 调整	𬌗垫舌簧调整、磨改、抛光后戴入患者口内	安装三用枪头、牙科低速直机、菠萝状磨头,调磨时调节灯光,递予医生技工钳调整𬌗垫舌簧(图 4-9-28,图 4-9-29),递予医生咬合纸(图 4-9-30),强吸吸除碎屑(图 4-9-31),佩戴完成(图 4-9-32)
4. 健康宣教	指导患者家长摘戴,告知佩戴时间、注意事项	协助医生指导家长自行摘戴矫治器,并练习直至佩戴熟练。预约下次复诊时间
5. 复诊	(1)检查询问佩戴活动矫治器的情况,以及有无牙齿疼痛、松动,口腔溃疡等	准备复诊用物,安装牙科低速直机、咬合纸,协助打开电子病历,安排患者就座,嘱患者漱口
	(2)对矫治器进行加力调整	摘下矫治器并清洁干净,擦干备用
6. 治疗完毕	洗手	整理用物,诊间消毒和洗手

【健康宣教】

1. 适应　初戴活动矫治器后会有不适、发音不清、流涎、口腔异物感明显等现象,向患者及家长充分解释说明。如果疼痛持续并加重,应立即取下矫治器,及时复诊,避免对牙体

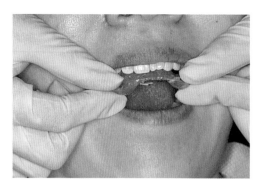

图 4-9-27 试戴

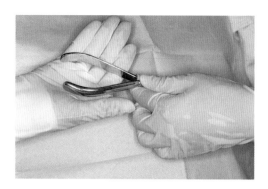

图 4-9-28 传递技工钳

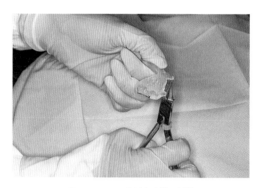

图 4-9-29 调整𬌗垫舌簧

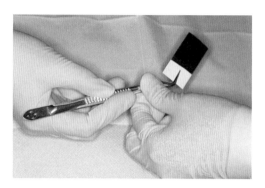

图 4-9-30 传递咬合纸

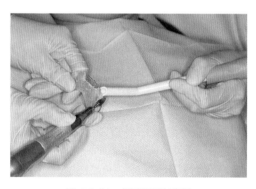

图 4-9-31 强吸吸除碎屑

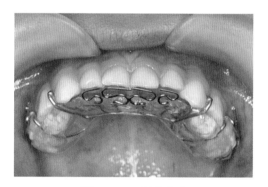

图 4-9-32 佩戴完成

及牙周组织造成损伤。如影响发音可多加练习,以便逐渐适应。

2. 佩戴技巧 佩戴时用双手拇指、示指协助将固位卡环顶压就位。摘取时将手指放于固位卡环处用力取下即可,不可强行扭曲唇弓以免发生变形。

3. 口腔卫生状况 早、晚刷牙时将矫治器取下,用牙刷轻轻刷洗干净,不可用热水清洗,以免烫坏变形。嘱患者饭后刷牙保持口腔卫生。

4. 佩戴时间 遵医嘱要求佩戴,向患者及家长强调矫治器的佩戴时间,以免影响治疗效果。

5. 矫治器保管 向患者及家长交代妥善保管矫治器,准备专用盒子,取下时放入盒中,防止损坏和丢失,如出现矫治器变形、损坏、丢失,及时复诊。

6. 黏膜损伤　矫治器的基托边缘、钢丝游离端都有可能对口腔软组织造成刺激而形成损伤,可引起创伤性溃疡,某些高敏感者可用保护蜡或干棉球贴附在受刺激部位,来保护软组织。

7. 牙齿疼痛　矫治器的矫治力温和适中,一般不会引起明显的疼痛,在加力后的几天内可能会存在轻微疼痛,属正常现象。如疼痛明显或异常疼痛,须及时联系医生复查。

8. 牙齿松动　牙齿受矫治力作用而移动,牙周组织处于改建状态牙齿会有轻微松动,属正常现象。

9. 患者依从性　讲解活动矫治器的特点,以及配合对矫治效果的影响,提高患者的依从性。

五、唇腭裂患者扩弓器及𬌗垫的护理配合

适应证为唇腭裂患者一侧或两侧后牙反𬌗,唇腭裂或非裂患者上颌发育不足及前牙反𬌗,牙槽突植骨前正畸。

【用物准备】

1. 常规用物　口腔检查器械(口镜、探针、镊子)、吸引器管、技工钳、去带环钳、推子、手用洁治器、三用枪头、口杯、护目镜、防护膜、敷料盒、凡士林、酒精罐、棉签(图4-9-33)。

2. 粘接用物　玻璃离子水门汀粉和液、量勺、调拌刀、调拌纸(图4-9-34)。

3. 矫治器　扩弓器、对应矫治器材料前方牵引器、口外弓橡皮圈(图4-9-35～图4-9-37)。

【配合流程】

佩戴扩弓器及𬌗垫医护配合流程见表4-9-4。

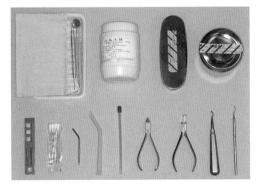

图 4-9-33　佩戴扩弓器用物

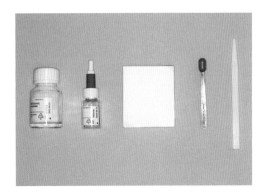

图 4-9-34　粘接扩弓器用物

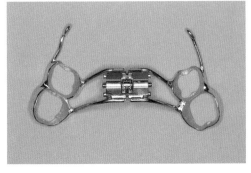

图 4-9-35　上颌扩弓器(带前牵)

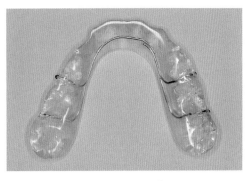

图 4-9-36　下颌𬌗垫

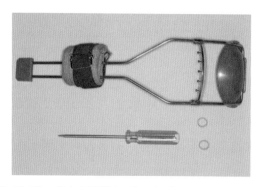

图 4-9-37　前方牵引器(双杆可调式)和口外弓橡皮圈

表 4-9-4　佩戴扩弓器及𬌗垫医护配合流程

医生操作流程	护士操作流程
1. 沟通交流　介绍治疗过程	核对患者信息,引导患者于口腔综合治疗台上就位,调节椅位和灯光,安抚患者情绪,为患者口角涂抹凡士林,准备好治疗器械和矫治器
2. 试戴扩弓器	将扩弓器递予医生(图 4-9-38),推子递予医生(图 4-9-39),弱吸及时吸唾
3. 试戴𬌗垫	将𬌗垫递予医生(图 4-9-40)
4. 调整、磨改、抛光𬌗垫	安装牙科低速直机和菠萝状磨头,将技工钳递予医生(图 4-9-41,图 4-9-42),将咬合纸递予医生(图 4-9-43),使用强吸吸除𬌗垫的碎屑(图 4-9-44)
5. 扩弓器准备　取下𬌗垫后,准备粘接	传递去带环钳(图 4-9-45),取下扩弓器用 75% 乙醇棉球擦拭消毒
6. 清洁牙面	递予医生干棉球,弱吸吸唾
7. 粘接扩弓器	调拌粘接剂后均匀涂抹于扩弓器的带环上,将带有粘接剂的扩弓器递予医生(图 4-9-46),传递推子(图 4-9-47),协助隔湿,传递棉卷(图 4-9-48),嘱患者咬住棉卷等待粘接剂固化
8. 清除多余粘接剂	传递手用洁治器(图 4-9-49),隔湿及时吸唾,口内佩戴完成(图 4-9-50,图 4-9-51)
9. 口外佩戴牵引头帽	准备好前方牵引器(必要时用螺丝刀拧紧头帽上的螺丝)递予医生(图 4-9-37),递予医生口外弓橡皮圈,口外佩戴完成(图 4-9-52)
10. 健康宣教	指导家长及患者自行摘戴矫治器、口内扩弓操作(图 4-9-53)直至熟练
11. 治疗完毕,洗手	整理用物,交代注意事项;诊间消毒和手卫生

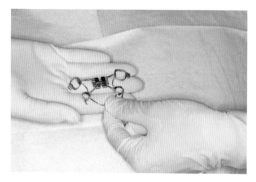

图 4-9-38　传递上颌扩弓器

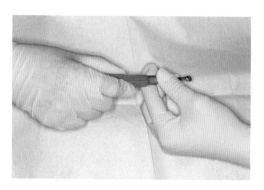

图 4-9-39　传递推子

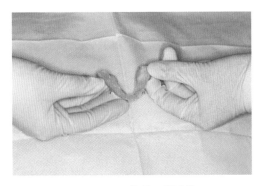

图 4-9-40 **传递下颌𬌗垫**

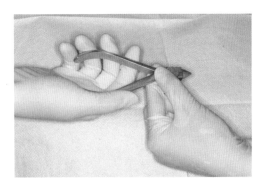

图 4-9-41 **传递技工钳**

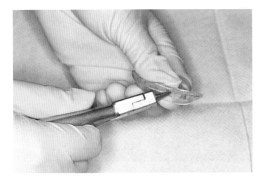

图 4-9-42 **调整𬌗垫**

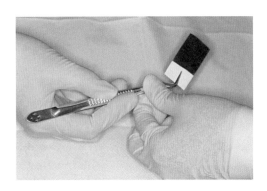

图 4-9-43 **传递咬合纸**

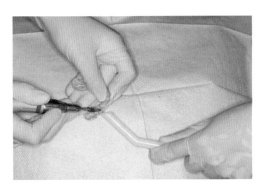

图 4-9-44 **调磨𬌗垫，吸除碎屑**

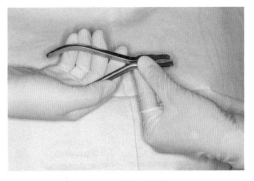

图 4-9-45 **传递去带环钳**

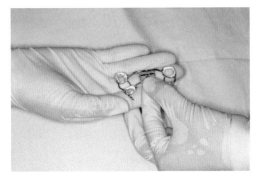

图 4-9-46 **传递涂有粘接剂的扩弓器**

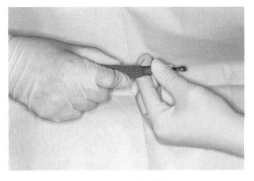

图 4-9-47 **传递推子**

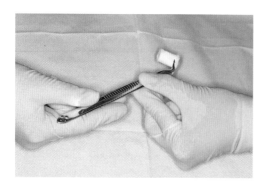

图 4-9-48　传递棉卷

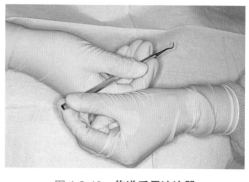

图 4-9-49　传递手用洁治器

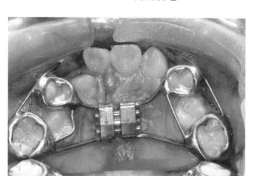

图 4-9-50　扩弓器佩戴完成

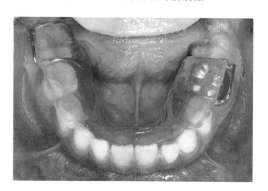

图 4-9-51　𬌗垫佩戴完成

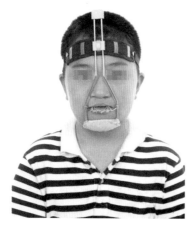

图 4-9-52　前方牵引器佩戴完成

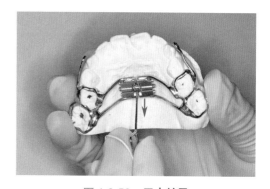

图 4-9-53　口内扩弓

视频：活动矫治器扩弓

【护理要点】

1. 准确核对技工设计单上医生、患者的姓名，以及扩弓器的类型等信息。

2. 调拌粘接剂黏稠度适宜，操作过程中注意隔湿。

3. 诊疗过程中密切观察患者反应，如有异常停止操作。

【健康宣教】

遵医嘱扩弓，告知家长扩弓方法和次数，做好扩弓及矫治器的相关护理，并嘱咐家长在扩弓时妥善保管钥匙，以免丢失。

六、唇腭裂患者恒牙期的正畸治疗的护理配合

唇腭裂患者恒牙期的正畸治疗与非裂儿童没有差别，即固定矫治，护理技术详见本章第一节"固定矫治护理技术"。

（陈会燕）

第十节 早期矫治护理技术

一、早期矫治概述

错𬌗畸形的早期矫治是通过简单的方法进行矫治，对已表现出的牙颌畸形、畸形趋势及可导致牙颌畸形的病因进行预防性矫治、阻断性矫治和颌骨生长的控制。早期矫治的时期一般指乳牙期和替牙期。佩戴矫治器的护理、健康宣教及患者心理护理是早期矫治中不可或缺的内容。

早期矫治的适应证主要包括：有不良习惯，如口呼吸、吮指、咬唇、异常吞咽及吐舌习惯；牙列萌出替换障碍，如乳牙早失、乳牙滞留、多生牙、恒牙早失、恒牙迟萌、恒牙阻生及异位萌出；牙齿咬合异常，如替牙期严重的牙齿拥挤、反𬌗（图4-10-1，图4-10-2）、个别牙反𬌗、偏𬌗、下颌后缩、咬合困难等情况。

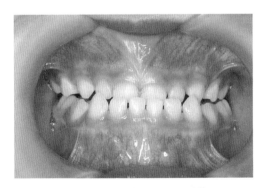

图4-10-1 儿童反𬌗正面𬌗像

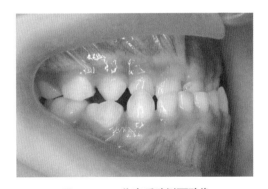

图4-10-2 儿童反𬌗侧面𬌗像

二、常见早期矫治器

早期矫治器主要有活动矫治器、功能矫治器、固定矫治器和一些口外力矫形装置。

1. 𬌗垫式活动矫治器 常用于乳牙期或替牙期前牙反𬌗患者纠正前牙反𬌗的一种可摘戴矫治器（图4-10-3，图4-10-4）。

2. 双𬌗垫矫治器（Twin-Block） 通常分为带扩弓（图4-10-5）和不带扩弓（图4-10-6）两种，也有加口外弓装置的。通过咬合时斜面引导力的作用，使下颌骨向前移动，改善上下颌骨矢状向不调（图4-10-7）。

3. Frankel矫治器 根据作用不同分为四型，分别用于不同类型的错𬌗畸形。现临床中常用Frankel Ⅱ矫治器（图4-10-8）和Frankel Ⅲ矫治器（图4-10-9）。

4. 肌激动器（activator） 通常分为带口外弓装置（图4-10-10）和不带口外装置两种。

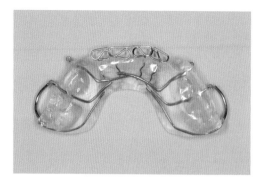

图 4-10-3　𬌗垫舌簧

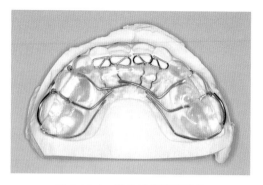

图 4-10-4　𬌗垫舌簧模型就位

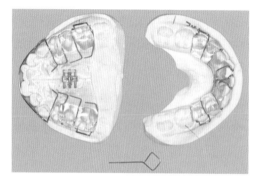

图 4-10-5　带扩弓双𬌗垫矫治器

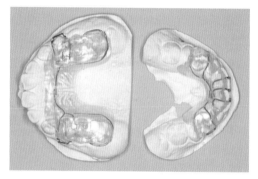

图 4-10-6　不带扩弓双𬌗垫矫治器

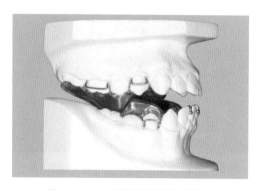

图 4-10-7　双𬌗垫矫治器模型就位

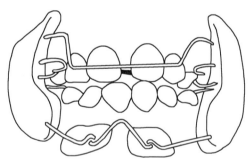

图 4-10-8　Frankel Ⅱ矫治器

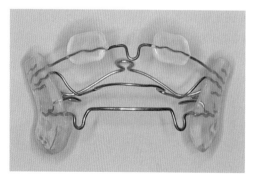

图 4-10-9　Frankel Ⅲ矫治器

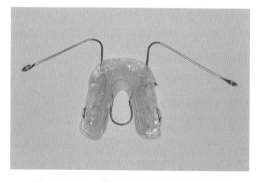

图 4-10-10　带口外弓装置的肌激动器

5. 扩弓器　是扩大牙弓宽度,增加牙弓的周长来获得间隙的矫治器。常见可摘戴的分裂簧式扩弓器(图 4-10-11)、树脂基托式螺旋扩弓器(图 4-10-12)、固定式四角圈簧扩弓器(图 4-10-13)、固定式带环铸造式螺旋扩弓器(图 4-10-14)。

6. Herbst 矫治器(图 4-10-15,图 4-10-16)　也称咬合前移器,是一种固定式功能矫治器,用于 Angle Ⅱ类错𬌗下颌后缩的患者。

7. 间隙保持器　丝圈式固定间隙保持器(图 4-10-17)用于乳牙早失的患者保持间隙时使用(图 4-10-18)。

8. 阻断口腔不良习惯的矫治器

(1)舌习惯矫治器:舌刺,多用于破除吐舌、伸舌、舔牙等不良习惯,有活动式可摘戴舌刺(图 4-10-19),也有固定式舌刺(图 4-10-20)。

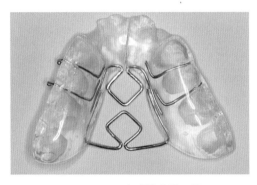

图 4-10-11　**分裂簧式扩弓器**

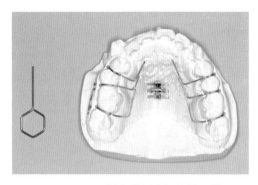

图 4-10-12　**树脂基托式螺旋扩弓器**

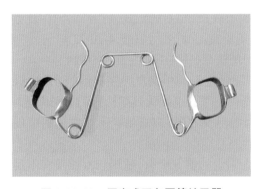

图 4-10-13　**固定式四角圈簧扩弓器**

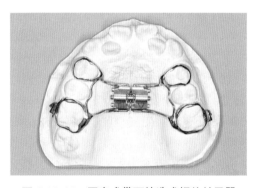

图 4-10-14　**固定式带环铸造式螺旋扩弓器**

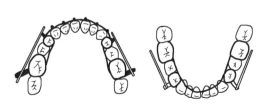

图 4-10-15　**Herbst 矫治器**

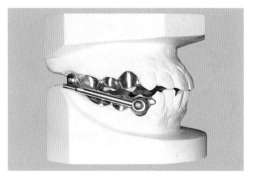

图 4-10-16　**口内像侧面𬌗像**

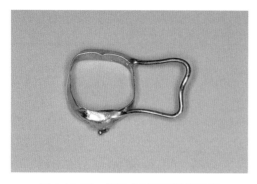

图 4-10-17　丝圈式固定间隙保持器

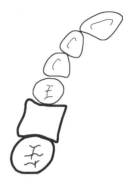

图 4-10-18　丝圈式固定间隙保持器口内就位

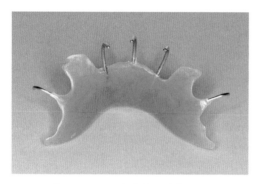

图 4-10-19　**活动式可摘戴舌刺**

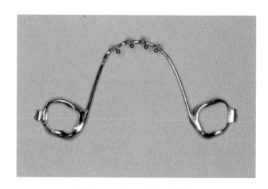

图 4-10-20　**固定式舌刺**

（2）唇挡：纠正不良吮咬习惯。有活动式可摘戴唇挡，也有固定式唇挡（图 4-10-21）。

（3）前庭盾矫治器：用于咬唇、口呼吸、吮吸等不良习惯的矫治（图 4-10-22）。

9. 固定舌腭弓及唇弓常用于支抗装置或牵引埋伏牙（图 4-10-23，图 4-10-24）。

10. 口外力矫形装置口外力矫形治疗，即对颌骨生长的早期重力控制治疗，是通过口外装置，以头、额、颏、颈为支抗，配合口内矫治器传力于上下颌骨等结构，通过施以较大的力，刺激或抑制髁突、骨缝的生长改建，调控颌骨的生长方向，以矫治畸形。常用的口外力矫形装置包括两种。

（1）口内前方牵引装置 - 前方牵引器：用于上颌骨的前方牵引，适用于上颌发育不足或伴有下颌发育过度的Ⅲ类骨性反𬌗（图 4-10-25～图 4-10-28）。

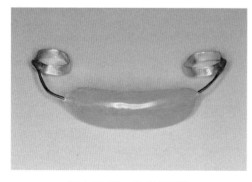

图 4-10-21　**固定式唇挡**

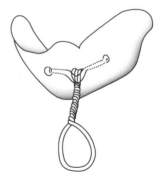

图 4-10-22　**前庭盾矫治器**

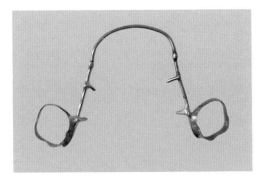

图 4-10-23　固定腭弓牵引装置

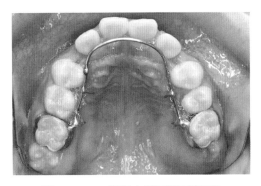

图 4-10-24　腭弓牵引埋伏牙𬌗面像

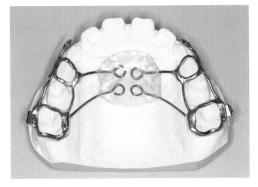

图 4-10-25　口内前方牵引装置

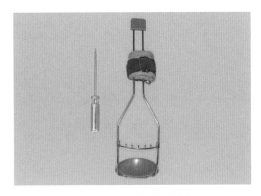

图 4-10-26　前方牵引器

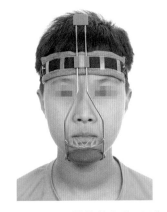

图 4-10-27　戴前方牵引正面像

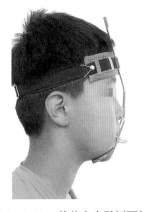

图 4-10-28　戴前方牵引侧面像

（2）口外后方牵引装置：常用有口外弓（图 4-10-29）、颈带（图 4-10-30）及头帽（图 4-10-31），主要用于上下颌骨的后方牵引，适用于Ⅱ类上颌前突（上颌牙弓前突）及Ⅲ类下颌前突。

颈带主要作用于颈部，即低位牵引（图 4-10-32）。头帽作用于头顶部和枕部，即高位牵引（图 4-10-33）。联合牵引装置（图 4-10-34）将颈部和枕部结合受力，形成一个合力，即为联合牵引（图 4-10-35）。

另外，"J"形钩也是较为常用的口外后方牵引装置（图 4-10-36～图 4-10-38），在口内与各种固定矫治器和活动矫治器链接，产生各种牙齿移动，如前牙压低、舌向移动，尖牙远中移动等。

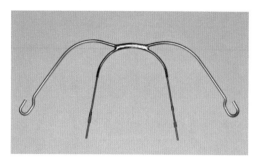

图 4-10-29 **口外弓**

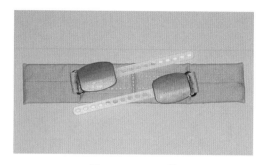

图 4-10-30 **颈带**

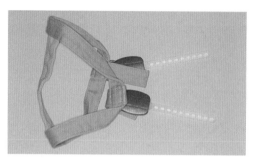

图 4-10-31 **头帽**

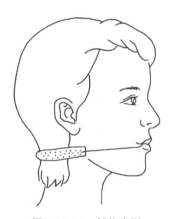

图 4-10-32 **低位牵引**

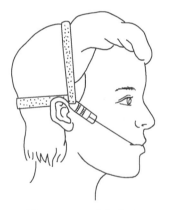

图 4-10-33 **高位牵引**

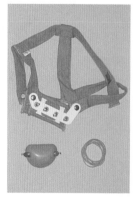

图 4-10-34 **联合牵引装置**

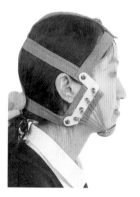

图 4-10-35 **联合牵引侧面像**

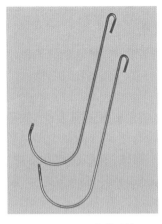

图 4-10-36　**"J"形钩**

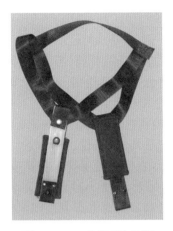

图 4-10-37　**"J"形钩头帽**

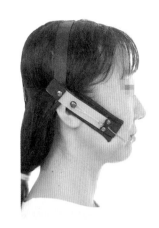

图 4-10-38　**"J"形钩头帽侧面像**

三、早期矫治的护理配合

1. 固定式唇挡、间隙保持器、舌腭弓、扩弓器、矫治器这一类矫治器，装置里都带有一个或多个带环，护理配合中需要掌握粘接带环的护理技术和分牙护理技术（详见本章第一节"固定矫治护理技术"）。另外，注意粘接带环前几天需要分牙，要提前预约分牙时间。

2. 𬌗垫式活动矫治器，还有绝大多数功能矫治器，如双𬌗垫矫治器、Frankel 矫治器都是可摘戴的。可摘矫治器需要掌握活动矫治器护理技术（详见本章第二节"活动矫治护理技术"）。部分矫治器制作时需要进行咬合重建这一步，遵医嘱准备咬合蜡的相关用物并掌握护理技术。

另外，功能矫治器治疗的成功取决于矫治器是否合适，因此准确制取印模特别重要（详见第三章第二节"印模制取技术"）。托盘要选择合适的型号，过高或过低的托盘将人为地增加或降低前庭沟的高度，过宽的托盘将向外牵拉软组织使前庭沟变浅。为准确起见，有条件时可使用个别托盘。工作模型的上颌牙列及唇、颊系带应当清晰，前庭沟底特别是上颌前部的沟底应当明确；下颌模型的口底应当清晰，使制作出的矫治器不妨碍舌功能。

3. 配合口内矫治器的口外力矫形装置护理配合时的注意事项

（1）双杆可调式前方牵引器由额垫、支架、滑动块、定位块、牵引钩、横杆、滑动柱、颏兜及锁紧带组成。协助医生将前方牵引器妥帖置于脸部，用颏兜兜住下颌，再将锁紧带两端的挂钩分别挂在额垫铆钉上，收紧于头的枕部即可。遵医嘱准备相关用物及合适型号的橡皮筋等。

（2）口外弓临床上与头帽或颈带联合使用，遵医嘱准备合适型号的头帽或颈带。佩戴后口外弓内弓末端的阻挡曲不应接触牙龈，以免擦伤牙龈，护士准备技工钳递予医生调整阻挡曲；如内弓末端钢丝有多余时，由医生剪去，用打磨机将剪切端的毛刺磨除，护士可协助医生准备刻断钳、牙科低速直机、磨石等用物。

（3）"J"形钩牵引装置在佩戴前，协助医生安装好"J"形钩头帽，遵医嘱准备技工钳调整"J"形钩的角度和方向，并准备合适型号的橡皮筋。

四、早期矫治的健康宣教

1. 早期固定矫治器　佩戴早期固定矫治器时需要向家长和患者交代, 佩戴期间不能吃太硬、太黏的食物, 多饮水, 也利于湿润和清洗口腔(详见本章第一节"固定矫治护理技术"的健康宣教)。

2. 口内可摘矫治器　佩戴口内可摘矫治器需要向家长和患者讲解佩戴的重要性, 取得患者配合, 佩戴矫治器的时间及方法均遵医嘱执行, 佩戴时尽量嘴唇闭紧。初戴 1 周内会不习惯, 出现黏膜破损等情况, 可以在摩擦处涂抹保护蜡或放置干棉球, 逐渐缓解和适应。若矫治器体积稍大, 一般第 1 周从每天 1~2 小时开始, 逐渐增加佩戴时间来适应, 进食、饮水时摘下, 其他时间尽量佩戴。叮嘱家长观察患者夜间佩戴矫治器时, 有无憋气及矫治器从口内脱出等情况。告知家长及患者每次饭后用凉水刷洗矫治器, 禁止用开水烫, 不戴时保存放置于专用盒内。

3. 口外装置　嘱患者佩戴口外装置时不得随意改变医生规定的牵引位置、牵引力、戴用顺序及戴用时间。

（1）双杆可调式前方牵引器: 注意遵医嘱佩戴, 一般每日佩戴时间应不少于 6~8 小时, 如每日佩戴时间不够则会影响疗效, 嘱患者多饮水, 勿食太硬的食物。矫治器装置如横杆、滑动柱、颏兜及锁紧带出现松动或患者不适, 需要及时复诊。

（2）口外支抗类矫治器

1）戴用时间监督指导: 根据医嘱戴用足够时间, 否则会影响疗效, 甚至没有疗效。对于年龄较小的患者, 应让家长配合对患者进行监督和指导。

2）戴用顺序指导: 使用口外支抗类矫治器时, 注意指导患者戴用方法; 要求患者密切合作, 按照戴用顺序精心操作。①先戴入口内部分, 戴用口外弓时, 先将内弓的一端插入一侧磨牙口外弓管, 再将另一端插入对侧磨牙口外弓管。②口内部分就位后, 将颈带(或头帽)的弹力带挂在外弓的挂钩上。注意此时需要用一只手扶稳口外弓前部, 否则, 口外弓受力不均衡容易脱位刺伤口唇、面部, 甚至眼睛。③卸下口外弓时, 也需要一只手扶住口外弓, 另一只手摘下弹力带。所以在使用该矫治器时, 应多加注意。

3）戴用注意事项: 戴用口外弓时不能进食, 远离嬉闹场合, 走路乘车时谨慎慢行, 避免他人触碰, 否则口外弓容易脱出刺伤口唇、面部甚至眼睛。避免蛮力改变口外弓形状, 务必遵医嘱将口外弓挂钩挂在弹力带适当的扣眼上。佩戴初期会有不适的感觉, 牙齿可能会有酸痛, 甚至轻微松动, 逐渐适应后, 不适感会慢慢消失。如有其他不适, 及时与医生联系。

（3）"J"形钩头帽: 佩戴前, 先确定末端挂钩的可靠性, 避免"J"形钩滑脱而伤及患者面部; 在摘取头帽时一定要交代患者先用双手捏住两侧"J"形钩同时摘除, 避免伤及口腔黏膜, 有不适时, 及时复诊。

五、早期矫治的患者心理护理

早期矫治期患者多为学龄期儿童, 年龄偏小, 在治疗过程中依从性及配合度不高, 有可能导致治疗效果不佳或治疗失败。因此, 儿童的心理护理十分重要, 是治疗顺利进行的关键。

对于内向、胆小、不爱表达的患者, 鼓励其说出不适感, 并告知他们佩戴矫治器是矫治牙颌畸形的治疗方法，只要认真配合，异物感及说话不便等不适感会逐渐适应。对于存在抗拒心理的患者，要与之交谈，取得信任。护理人员必须由始至终使用鼓励性语言、亲切态度，同时耐心细致地工作使患者主动配合治疗，切忌不耐烦、指责和恐吓患者。每次复诊必须先肯定患者的进步，再指出存在的问题，使之有信心，愿意继续配合治疗。另外，对家长进行教育，要对患者做必要检查督促，不过分迁就，在特殊情况下不戴矫治器时应妥善保管。

（闫晓静 林 静 黄慧萍）

第五章　口腔正畸临床管理

第一节　信息化管理在口腔正畸护理中的应用

一、计算机信息化在口腔正畸诊疗中的应用

正畸模型制取管理系统与放射影像系统、电子病历系统等紧密结合，是口腔正畸实现信息化、数字化的重要标志。

1. 正畸电子病历　应用正畸电子病历将传统的正畸纸质病历完全电子化，并提供电子储存、查询、统计、数据交换等管理模式，以信息化方式管理有关正畸治疗全部相关信息。正畸电子病历中录入患者一般情况、面部检查情况、口内检查情况、面𬌗模型分析、X线检查分析、诊断及治疗过程、治疗结果对比、复诊记录等。口腔正畸电子病历实用性强、容易掌握，使医生从繁重的病历书写工作中解脱出来，提高了诊疗效率。

2. 口腔影像传输存储信息管理　以数字影像作为基础，充分应用计算机网络系统，完成影像学资料的获取、通信及处理等。在科学技术飞速发展的今天，数字化X线牙片成像系统等得到广泛应用，影像载体也由胶片等转变为数字文件，将图像和读片报告迅速反馈到诊室用户端电脑。根据治疗需要，储存、传递和随时调用共享。

3. 正畸模型和口腔面𬌗像信息管理　模型管理是正畸科信息管理中的一项重要工作。依托模型制取时所采集的信息可实现全方位的信息化管理，为临床、教学、科研提供准确的资料。正畸科门诊的数字化面𬌗像照片可通过局域网进行信息传递、储存及资源共享，便于临床设计、治疗，同时还能够根据患者姓名和临床诊断进行查询。

4. 口腔扫描信息管理　数字化技术已逐渐应用于正畸临床资料的获取，其中口内扫描和三维面部扫描临床应用较多。口内扫描替代了传统的石膏模型，减少了制取石膏模型的环节，避免了模型丢失、损坏，并且减少了模型的存储空间。另外，口内扫描不仅能够扫描全口牙列，还能扫描包括牙龈、腭、前庭、系带等软组织，扫描数据以STL格式存储，医生可导出数据，为患者制作个性化托槽、弓丝及间接粘接模板、隐形矫治器等。三维面部扫描不仅可记录患者三维空间面部软组织的静态特征，而且可以捕捉患者面部动态特征，较二维图像对面部美观的评价和分析更具有优势。同时，三维面部扫描数据能够与口内扫描、CBCT影像数据等进行匹配融合，为临床、科研提供更加全面准确的综合临床信息。

5. 3D打印技术的应用　在正畸牙颌模型、个性化舌侧托槽制作中，3D打印技术相比传统模型制作更具优势。3D打印技术以数字模型文件为基础，应用材料科学、精密机械、数字化等技术，实现产品的分层打印。在口腔正畸治疗中，应用个性化定制3D打印技术，

可减少患者就诊次数、缩短诊疗时间,而且制作的产品具有个性化、美观性强的特点。3D打印技术的应用将进一步满足患者对美观及功能的需求。

二、计算机信息化在临床耗材管理中的应用

正畸门诊办公用品、一次性物品、医用材料种类多,更新快,每位医生使用的器械材料不尽相同。同时,设备科在物资管理上也有难度,易造成漏洞。应用信息化管理后,临床医护人员通过医院局域网物资信息化管理系统的查询功能,获得物资详细资料,按需求向上一级管理人员提交领物申请。管理人员可以通过网络上传需求并提交。设备科则通过该信息化管理系统,及时获得申购信息,验收领物申请,立即组织采购、发放,补充科室库存。各部门之间高效沟通,物资流通畅通。

正畸科卫生材料管理系统的应用主要流程:科室根据需要制订耗材采购计划→向设备科上报计划→供应商发货→设备科审核、核对→科室管理员确认收货→清点入库→发放临床使用。该系统按照医用耗材采购→医用耗材入库登记→条形码打印→医用耗材出库→领取→消耗汇总等程序来应用。

1. 医用耗材采购　当临床需要采购耗材时,登录医院数字化耗材管理系统选择供货公司→采购申请科室→申请人→材料项目(物料编码和物料名称)→规格型号→数量→生产厂商(图 5-1-1)。

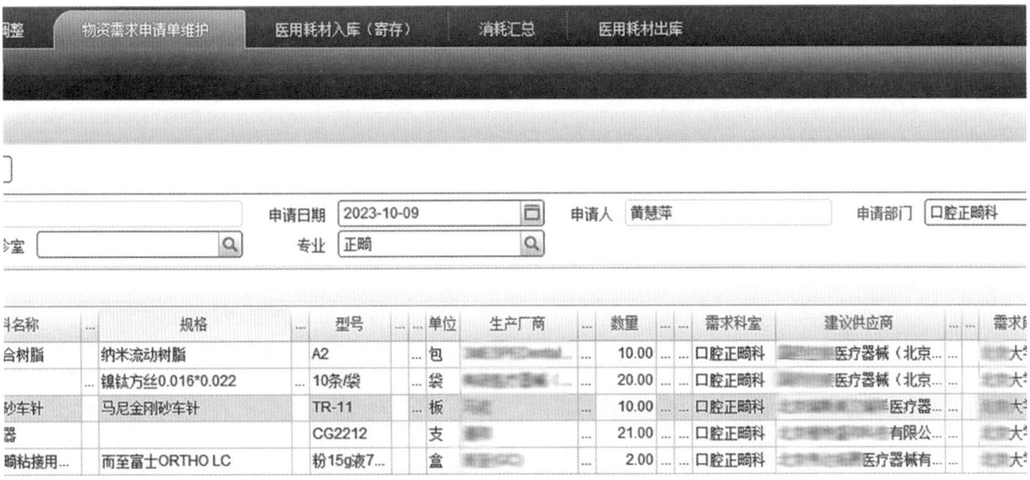

图 5-1-1　采购申请单

2. 医用耗材入库登记　登录医院数字化耗材管理系统,点击"医用耗材入库",扫描配送单上的二维码,点击"确认",核对物料编码、批次号、生产日期、实收数量,无误后点击"保存",完成入库操作(图 5-1-2~图 5-1-4)。

3. 医用耗材出库及消耗汇总　从设备科管理、临床科室管理到医院职能部门的监控,各个部门均可通过条形码查询、统计信息库、消耗等详情信息,也可以根据患者病历号查询耗材使用记录。对高值耗材进行追溯的主要流程:登录科室二级库管理查询系统→登记日期→单个查询→消耗汇总查询(图 5-1-5,图 5-1-6)。

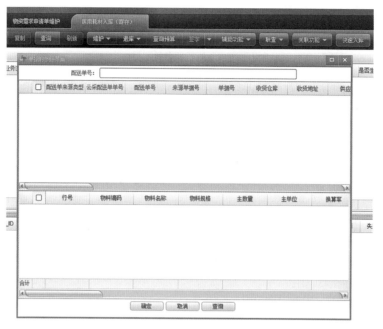

图 5-1-2　医用耗材入库

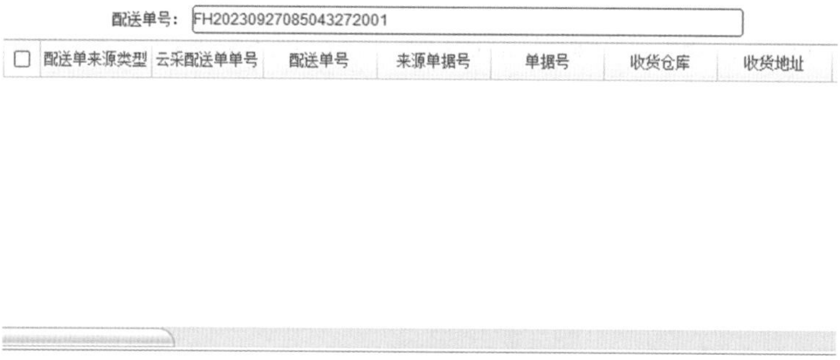

图 5-1-3　输入配送单号

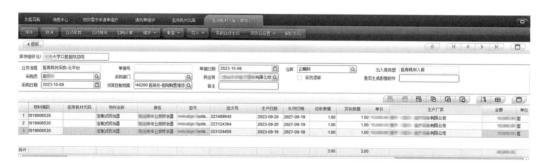

图 5-1-4　核对物料信息

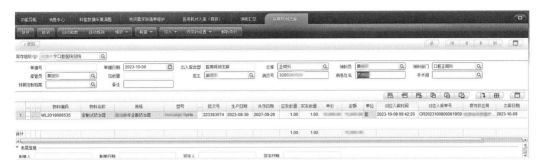

图 5-1-5　**医用耗材出库**

图 5-1-6　**消耗汇总**

三、计算机信息化在患者管理中的应用

随着移动互联网的发展,通过移动终端挂号已成为预约挂号的主要方式。通过应用平台,患者填写个人信息,建立个人账号,与医院内部 HIS 系统数据相对接。患者根据自身需求,预约就诊时间。同时利用该平台,采取图片、文字、视频等多样化的方式开展口腔健康教育,向患者普及口腔健康知识,提高其认知水平,同时针对疾病治疗的各个阶段给予个体化指导,及时解答疑难问题,发现并纠正危险因素,降低托槽脱落及矫治器丢失等不良事件的发生概率,最终引导患者形成健康的生活方式,养成口腔健康保健行为习惯,保障治疗疗程顺利进行。

四、计算机信息化在护士长管理工作中的应用

(一)护理人员管理

建立全面合理的绩效管理方案,考核指标数据直接与医院信息、医院科研信息管理、学校教学管理等系统对接,实现指标的自动采集、储存。根据口腔正畸专科护理的工作特性,制订口腔正畸门诊护士信息化绩效管理方案,促进护理管理逐步向信息化、精细化转变。

(二)护士长工作管理系统

主要包括不良事件上报、门诊护士长手册、护士质量检查考核系统、护理科研管理四大部分。

1. **不良事件上报**　不良事件上报模块包括医疗器械不良事件、诊疗护理不良事件、药品不良事件报告等类型的不良事件评估、上报、录入、查询与统计功能。

2. **门诊护士长手册**　门诊护士长手册模块共有十二部分内容,分别是临床护理安全检查记录(月报每周 1 次)、科室护理教学工作记录、科室人力资料变动记录、科室护理工作记录、消毒灭菌院感防控措施检查(月报至少 8 次)、护理工作量统计、深入临床指导工作记录(月报每周 1 次)、急救物品检查演练记录(月报至少 4 次)、科室护理科研工作记录、医生护

士意见改进工作记录、临床护理配合检查记录(月报受检人员不少于科室护理人员 25%)、护理工作大事件。

3. 护士质量检查考核系统 主要内容有考核依据、问题追踪、报告、消息通知。考核依据有各项护理操作规范的电子文档问题。问题追踪内容包括待改进、待复查、待核查和已改进,每季度检查、登记、反馈。报告中有护理管理及安全组、护理急救组、门诊护理操作组、感染管理组、护理教学组和文明服务组。对科室考核人员成绩、考核时间、考核内容做登记,有电子文档记录,以便追踪改进。

4. 护理科研管理 护理科研管理主要记录、查询及汇总个人的所有科研成果,包括个人录入项目(科研动态、我的项目、我的成果、我的学术交流、我的考核),管理人员对项目审核,并对数据统计汇总。

(刘利娜 黄慧萍 任 琳 李玉兰)

第二节 口腔正畸材料及器械管理

一、口腔正畸材料的管理

(一)高值耗材管理制度

1. 高值耗材设有专人负责和管理,定点放置。

2. 高值耗材签收入库时对包装、数量、有效期、批次号进行检查,核对无误后方可入库。按照生产厂家、种类合理放置,妥善保管。

3. 库房储存环境保持整洁、干燥,物品存放在阴凉干燥货架上,保持室温在 20～25℃。

4. 库存不宜过多,每月按实际使用量申请、入库,并按有效期先后顺序排列,遵循"先进先出"原则。根据出库数量每月汇总提交至医疗装备处。

5. 每月盘点库存量,与实际使用量核对数目,打印登记。

(二)低值耗材管理制度

1. 以每个诊室为一个单元,每周由诊室组长负责申请材料,由护士长领取下发材料。

2. 材料放置在阴凉干燥处,并保持清洁。

3. 定期检查材料的数量、性能,确保临床工作的有序开展。

4. 材料使用过程中或使用后发生不良事件时,应上报不良事件系统,并及时报告相关部门。

(三)临床常用材料分类及保管方法(表 5-2-1)

表 5-2-1 临床常用材料分类及保管方法

分类	材料名称	管理方法
矫治材料	托槽	按照托槽类型放置在阴凉干燥处保存
	颊管	按照颊管类型放置在阴凉干燥处保存
	带环	按照带环牙位、型号大小放置于带环盒里,阴凉干燥处保存
	弓丝	平整放置,避免弓丝弯曲变形
	结扎丝	阴凉干燥处保存
	结扎圈	阴凉干燥处保存

续表

分类	材料名称	管理方法
牵引材料	链状橡皮圈	分类置于阴凉干燥处保存
	弹性橡皮圈	
	弹力线	
	正畸拉簧、推簧	
粘接剂	化学固化粘接剂	置于2～7℃的冰箱保存,取液剂和糊剂的用具不能混用
	光固化粘接剂	置于阴凉干燥避光处保存,取液剂和糊剂的用具不能混用,操作中关闭牙科手术灯或调低亮度
	玻璃离子水门汀	置于阴凉干燥避光处保存,现调现用,用后立即拧紧瓶盖
颌外牵引装置	口外弓、"J"形钩、高位牵引装置、联合牵引装置、下颌牵引装置、颈带、前方牵引器	分类置于阴凉干燥处
酸蚀剂	35%磷酸酸蚀剂	常温保存
	氢氟酸酸蚀剂	单独放置,避免接触牙龈、黏膜和眼睛,防止黏膜和皮肤灼伤
印模材料	藻酸盐印模材料	加盖保存,阴凉干燥处存放 清洁干燥调拌用具
模型材料	普通石膏、硬石膏、超硬石膏	加盖保存,阴凉干燥处存放,防止石膏潮湿影响效果

二、正畸器械的管理

(一)器械除锈

器械除锈(图 5-2-1)需要采用除锈剂(以 CIP200 医用器械除锈剂为例),浓度配比为手工或超声清洗稀释比例 1:10(1 000mL 水加 100mL 原液),根据器械锈垢程度,可酌情调整稀释比例 1:10,水温以 60～80℃最佳,浸泡时间为 10～30 分钟。进行比例配制时先注入水,再注入除锈剂;可生物降解性状温和的除锈剂,除完锈的器械用清水彻底冲洗干净;除锈剂避免直接接触皮肤。

(二)器械润滑

器械润滑(图 5-2-2)需要采用器械润滑剂(以 Hinge-Free 医用润滑剂为例),可用于手工操作或自动清洗消毒机。浓度配比为 1:10～1:15 比例稀释(1 000mL 水加 100～150mL

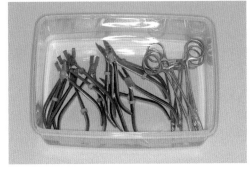

图 5-2-1 **器械除锈**

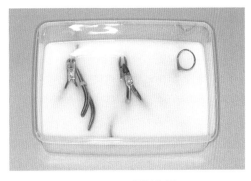

图 5-2-2 **器械润滑**

原液），浸泡时间为 30～45 秒，浸泡时将器械的关节打开，浸泡后的器械取出晾干或擦干后打包灭菌，建议 1 个月左右润滑、保养一次，关节不灵活的器械在润滑剂溶液里多打开几次。

（三）器械维护

1. 清洁　建议超声波清洗机清洗器械，切忌在器械附近喷洒表面消毒剂，勿将器械放置在超声波清洁机中过长时间，以防刃缘变钝；手工清洁时，自来水清洗，切忌使用去污或除垢剂，切勿用肥皂擦洗器械，以防钳子生锈。清洗时，建议使用金属抛光剂擦除斑渍；生锈时，建议使用除锈剂浸泡保养。

2. 维护保养　老旧器械定期(9～12 个月)修磨，可以大范围降低器械的破损率，及时更换新器械。管理者记录器械放入临床使用时间、损坏时间、使用年限。

3. 存储　应避免与腐蚀性药品并放，不锈钢器械有一定的抗腐蚀能力，但绝不能用王水、氯化铁、硫酸、盐酸或碘等刺激性强的化学试剂清洁不锈钢。消毒后应立即给器械的铰接处涂抹润滑剂，防止锈蚀和生涩。正畸钳在长时间不使用时，可用液体机油擦拭表面，用干净塑料袋封装，放置在通风良好无腐蚀性气体的环境中。

（黄慧萍　王海侠　陈会燕）

第三节　口腔正畸临床感染控制管理

在口腔正畸诊疗中，医护患接触密切，使用牙科高速手机、三用枪、超声洁治器等工具的过程中，会有大量漂浮的气相、液相和固相等微小颗粒喷溅，导致医护的职业暴露和诊室环境污染。因此，在日常诊疗中要提高对医院感染管理与控制工作的认识，加强相关政策的落实，加强防护，做好医院感染管理。

常态化口腔诊疗工作应当遵循标准预防的原则，切实执行与落实标准预防措施，即无论是否已知患者有传染性或感染性疾病，均应采取一系列预防感染措施标准。标准预防是贯穿整个诊疗过程中最基本的防护措施。

一、正确使用个人防护用品并严格执行手卫生

常态化口腔诊疗工作时，依据标准预防原则选用个人防护用品，并且注重手卫生。

（一）个人防护用品

1. 口腔非喷溅操作　使用工作服、一次性工作帽、普通医用口罩、医用手套。

2. 口腔喷溅操作　使用工作服、一次性工作帽、医用外科口罩、医用手套、防护面屏和 / 或护目镜，必要时穿隔离衣。

（二）手卫生

手卫生是全球公认的预防控制医院感染最简单、有效、方便和经济的措施。有研究表明，严格执行手卫生措施可降低 30% 的医院感染。手卫生是医务人员在从事职业活动过程中洗手、卫生手消毒和外科手消毒的总称。

手卫生指征为接触患者前；清洁、无菌操作前，包括进行侵入性操作前；暴露于接触患者体液风险后，包括接触患者黏膜、破损皮肤或伤口、血液、体液、分泌物、排泄物、伤口敷料等之后；接触患者后；接触患者周围环境后，包括接触患者周围的医疗相关器械、用具等物体表面后。

二、锐器安全使用及职业暴露管理

1. 口腔正畸诊疗活动中常见锐器伤,主要由车针、探针、镊子、冲洗针头、手术刀片、结扎丝及部分锐利器械造成。

2. 锐器伤的防护措施

(1)医护遵循四手操作器械传递与交换原则,避免工作尖朝向对方。

(2)治疗全程应保持牙科手机上的车针和超声手柄上的工作尖朝向下方,并用棉卷保护,不再使用的车针及时卸下分区放置。

(3)使用卡局式注射器时,需要按照四手操作原则带针帽传递给医生;操作过程中注射针头如果需要回帽,采取单手回帽法,即将针帽保持竖立状态,将注射器针尖插入针帽,向下用力直接扣上,不应双手回帽,回帽后应确认扣紧;使用后独立放置,单独分拣,不要与其他器械同时握持分拣。

(4)器械分拣时遵循锐、贵、小、余原则,首先分拣出刀柄、注射器、冲洗器、注射器、探针等锐利器械;之后分拣牙科手机、细丝切断钳等较贵重的正畸复用器械;再分拣车针等小型器械;最后将镊子及残余结扎丝放入锐器盒内,检查器械盘内剩余的感染性医疗废物,置于医用垃圾桶中。

(5)器械处理时注意防护:进行器械清洗时,需要穿戴个人防护用品,如防护服/防水围裙、圆帽、口罩、护目镜/面罩、耐穿刺的防护手套。小型锐利器械如车针干燥时,宜使用气枪干燥,不应擦干。

3. 职业暴露管理

(1)职业暴露概念:医务人员在从事诊疗、护理活动过程中接触有毒有害物质或传染病病原体,从而引起损害健康或危及生命的一类职业暴露。

(2)职业暴露防护原则:遵循标准预防的原则,将所有患者的血液、体液及被血液、体液污染的物品均视为具有传染性的病原物质,医务人员接触这些物质时,必须采取防护措施。

(3)职业暴露处理流程:见图 5-3-1。

三、口腔正畸门诊空气净化与消毒

空气净化是一类通过减少室内空气中微生物、颗粒物,从而达到空气无害化标准的技术或方法,包括各种空气通风、洁净和消毒方法。口腔诊室属于Ⅳ类诊疗环境,使用直径9cm 的平皿监测,5 分钟后空气菌落数应≤4.0CFU(平板暴露法)。

1. 口腔诊疗区域常用空气净化方法　主要包括自然通风、安装风机或排风扇等设备进行机械通风,使用集中空调通风系统、空气净化设备等。

2. 口腔诊疗区域常用空气消毒方法

(1)有人状态下:使用循环风、紫外线空气消毒器、静电吸附式空气消毒器、等离子体空气消毒器等。提倡首选有人状态下的空气消毒。

(2)无人状态下:使用紫外线灯照射、消毒剂气溶胶喷雾消毒等。喷雾消毒时注意化学消毒剂成分对物体表面的腐蚀性。无人状态下的空气消毒作为必要补充。

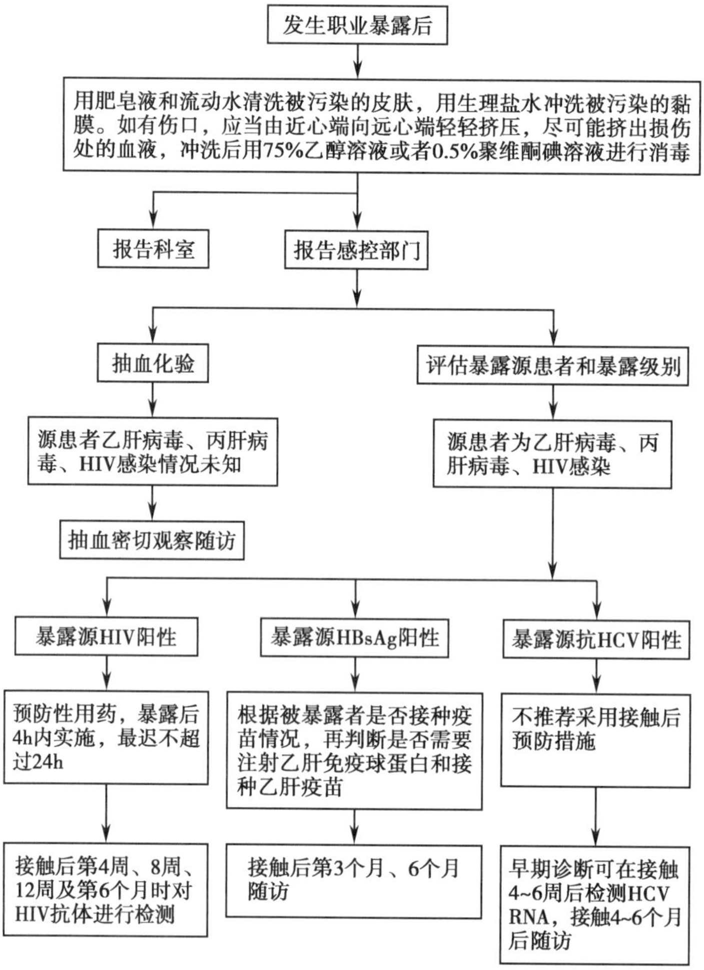

图 5-3-1　职业暴露处理流程

四、口腔正畸门诊环境物体表面清洁与消毒

医疗机构的物体表面主要包括医疗设备设施表面和卫生表面，这些物体表面的清洁与消毒措施不同。如遇患者体液、血液、排泄物等污染时，立即实施污点清洁与消毒。

1. 医疗设备设施表面　是指诊疗过程中所接触到的各种医疗设备设施，如口腔综合治疗台操作面板、器械盘等，正畸临床中使用到的光固化灯、口腔扫描仪、印模半自动调拌机等。选择含醇（浓度 75%，作用时间 3 分钟）、含氯（浓度 400～700mg/L，作用时间≥10 分钟）、季铵盐类（1 000～2 000mg/L，作用时间 15～30 分钟）等消毒成分的消毒湿巾进行擦拭，清洁、消毒一步完成。诊疗单元遵循由上到下、由里及外、由洁至污有序进行；较难清洁的物体表面，如控制键按钮及无影灯把手、牙科手机、三用枪连接管等需要粘贴隔离膜，做到"一患一用一更换"，使用中遇破损，及时在物体表面消毒后覆盖新的隔离膜。

2. 卫生表面　指墙面、地面、桌面、门把手等，使用 400～700mg/L 的含氯消毒液表面擦拭、拖地，作用时间≥10 分钟。

3. 污点清洁与消毒

（1）先去除污染：用 2 000～5 000mg/L（1∶25～1∶10）的含氯消毒液，倾洒在污染物上,倾倒的量以覆盖污染物且不外流为原则,再用可吸附的材料如纸巾覆盖并擦拭清除污染物,将废弃物装入医疗垃圾袋内并封口,操作时小心,避免污染扩大。

(2)再消毒擦拭:用500mg/L(1:100)的含氯消毒液对污染处及周围环境进行擦拭消毒,消毒范围根据污染物波及周围的最大范围判断,擦拭顺序由外向内,消毒后的地面擦干,避免湿滑。

五、口腔正畸综合治疗台水路维护及管路消毒规范

1. 每天诊疗开始前,应冲洗诊疗用水出水口至少2分钟,排除管道滞留水。

2. 每次诊疗结束后,应冲洗吸唾管路,冲洗与口腔器械相连的水管线至少30秒,并清洗吐盆集污器及吸唾器的固体过滤网。每日终末消毒,采用中高水平消毒剂消毒各连接水管2分钟,也可采用口腔综合治疗台自带的消毒装置进行处理。

3. 为防控水路问题所致的感染风险,诊疗操作中进行口内吸唾时,应当注意:①告知患者不要双唇紧闭,避免产生局部真空;②尽量避免舌体或面颊组织堵住吸唾管口;③保证吸唾装置具有足够的抽吸功率。

4. 水管线的外表面每日均须清洁,遇污染时应当及时清洁并消毒。

5. 定期对口腔综合治疗台牙科手机、三用枪、洁牙机和水杯注水器的相应出水口水样进行微生物检测,菌落总数应当≤100CFU/mL。

6. 口腔综合治疗台水路应当按照设备说明书定期进行维护,更换如防回流装置、过滤器、过滤网等部件。

六、口腔正畸器械消毒灭菌要求及操作流程

按照《口腔器械消毒灭菌技术操作规范》(WS 506—2016)规定执行。口腔器械包括预防、诊断、治疗口腔疾患和口腔保健的可重复使用器械、器具和物品。

(一)正畸器械分类

根据污染后所致感染的危险性大小,口腔器械可分为高度危险、中度危险、低度危险口腔器械。

1. 高度危险口腔器械　是指穿透软组织、接触骨、进入或接触血液或其他无菌组织的口腔器械。如正畸种植体支抗器械包、种植体手柄,开窗导萌使用的骨膜剥离器,牙周探针等。高度危险口腔器械使用前应达到灭菌水平。灭菌方法首选压力蒸汽灭菌,应无菌保存,根据包装材料确定使用有效期限,裸露灭菌器械灭菌后4小时内使用。

2. 中度危险口腔器械　是指与完整黏膜相接触,而不进入人体无菌组织、器官和血流,也不接触破损皮肤、破损黏膜的口腔器械。如正畸常用器械、印模托盘、照相用拉钩、口内扫描头等。中度危险口腔器械使用前应达到高水平消毒或灭菌水平。灭菌方法首选压力蒸汽灭菌,可清洁保存,使用有效期7天。

3. 低度危险口腔器械　是指不接触患者口腔或间接接触患者口腔,参与口腔诊疗服务,虽有微生物污染,但在一般情况下无害,只有受到一定量的病原微生物污染时,才造成危害的口腔器械。如印模橡皮碗、调拌刀、蜡刀、口内扫描仪机器外表面、相机外表面等。低度危险口腔器械使用前应达到中低水平消毒,清洁保存,使用有效期7天。

（二）正畸器械消毒灭菌流程

1. 回收

（1）器械使用后应与废弃物品分开放置，及时回收。

（2）结构复杂不易清洗的器械应保湿放置，保湿液可选择生活饮用水或酶类清洁剂。

（3）牙科手机初步去污后存放于干燥回收容器内。

（4）正畸常用器械选择专用回收容器放置（回收容器每次使用后清洗、消毒、干燥）。

2. 清洗

（1）口腔器械清洗方法包括手工清洗和机械清洗（含超声波清洗），非电源口腔器械可选择机械清洗方式，带电源器械、精密复杂器械宜选用手工清洗。

（2）手工清洗注意事项

1）水温宜为 15～30℃。

2）带关节的器械应尽量打开，水面下刷洗，防止产生气溶胶。

3）管腔器械应用压力水枪冲洗，可拆卸部分应拆开清洗。

4）应选用相匹配的清洗用具，避免器械磨损。

5）清洗池等应每天清洗与消毒。

3. 干燥 选用干燥设备对器械、器具进行干燥处理，根据器械、器具的材质选择干燥温度：金属类干燥温度为 70～90℃，塑料类温度为 65～75℃。

4. 检查与保养 器械表面、螺旋结构处、关节处应无污渍、水渍等残留物质和锈斑。

5. 消毒方式的选择

（1）消毒方法：物理消毒方法应选用湿热消毒（清洗消毒器消毒），化学消毒方法应符合《医疗机构消毒技术规范》（WS/T 367—2012）的要求。

（2）消毒后的器械处理：消毒后应立即给器械的铰接处涂抹润滑剂，防止锈蚀和生涩。

6. 包装

（1）根据器械特点和使用频率选择包装材料。核对器械的种类、规格和数量，拆卸的器械应组装。

（2）手术器械应摆放在篮筐或器械盘、专用器械盒中配套包装；轴节类器械不应完全锁扣；带管腔的物品应盘绕放置并保持管腔通畅。

（3）包装分为闭合式和密封式两种，灭菌手术器械如采用闭合式包装，两层包装材料分 2 次包装；密封式包装采用纸袋、纸塑袋等材料，密封宽度应≥6mm，包内器械距包装袋封口≥2.5cm（图 5-3-2，图 5-3-3）。

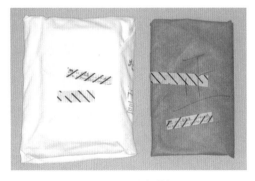

图 5-3-2　器械包装标识

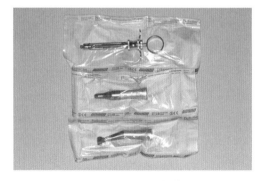

图 5-3-3　器械包装

（4）灭菌包外设有灭菌化学指示物；高度危险性物品包内也应放置化学指示物，使用专用胶带或医用热封机封包，保持闭合完好性，胶带长度与灭菌包体积、重量相适宜，松紧适度。

（5）灭菌物品包装的标识应注明物品名称、锅次、锅号、灭菌日期、失效日期、包装者等内容。

（6）中度危险的正畸器械可不包装（图5-3-4），消毒或灭菌后直接放入备用清洁容器内保存。正畸小器械可选用牙科器械盒盛装。

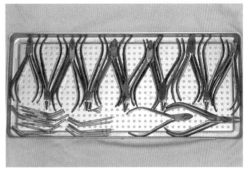

图 5-3-4　器械摆放

7. 器械储存　储存区应配备物品存放柜（架）或存放车，每周对其进行清洁消毒，灭菌物品和消毒物品应分开放置，并有明显标识。不同包装材料灭菌包的无菌有效期见表5-3-1。

表 5-3-1　不同包装材料灭菌包的无菌有效期

包装类型	纺织材料和牙科器械盒	一次性纸袋	一次性皱纹纸和医用无纺布	一次性纸塑袋
有效期	7d	30d	180d	180d

七、正畸科常规治疗操作的感染防控

1. 正畸种植体支抗手术的感染防控

（1）正畸种植体支抗钉属于医疗植入物，由于正畸种植体支抗植入手术术中会穿透患者牙周黏膜进入牙槽内，接触血液和无菌组织，因此使用的器械属于高度危险口腔器械，须达到灭菌水平，无菌保存，使用有效期根据包装材料确定。

（2）无菌手术操作中严格遵守无菌操作的原则，如需要使用冷却水，冷却水须无菌。术前对口内黏膜及皮肤进行消毒，常规口腔门诊手术铺巾；术中为了减少唾液或血液喷溅，尽可能采用手动操作手柄，同时配合强力吸引装置；手术结束后及时清理刀片等利器。种植体支抗手术尽可能在独立诊室进行，并做环境物体表面的消毒，做好种植物追溯管理工作。

2. 制取藻酸盐印模的感染防控

（1）制取印模前，嘱患者用1%～3%过氧化氢溶液含漱1分钟。医务人员做好手卫生和个人防护。

（2）制取印模后，及时用流动水冲洗15～30秒，去除唾液、血液和其他碎屑，根据不同印模材料选择合适的消毒方法。藻酸盐类阴模的消毒：用500mg/L含氯消毒液浸泡3～5秒；用浸泡500mg/L含氯消毒液的毛巾或软质湿巾（不滴液）完整包裹，放入密闭自封袋，5～10分钟后取出，取出后用流动水冲洗，去除消毒液。硅橡胶类阴模的消毒：放入500mg/L含氯消毒液浸泡10分钟，取出后用流动水冲洗，去除消毒液。接触患者完整黏膜的器械如托盘属于中度危险口腔器械，应达到灭菌或高水平消毒的要求，清洁保存。橡皮碗、调拌刀属于低度危险口腔器械，应达到中低水平消毒要求。

3. 正畸常用器械和材料的感染防控　正畸可复用器械如持针器、细丝切断钳、末端切断钳、转矩钳等属于中度危险口腔器械，临床使用前应达到灭菌或高水平消毒，或灭菌前用含酶清洁剂浸泡 2～5 分钟,去除器械上的蛋白质与脂类等污渍。正畸常用器械耐湿、耐热首选压力蒸汽灭菌,清洁干燥保存,有效期 7 天。

正畸治疗常用弓丝、结扎丝、结扎圈等附件不属于可重复使用物品,应一次性使用。链状橡皮圈盒、正畸材料盒等属于低度危险物品,可中低水平消毒,采用 75% 乙醇擦拭消毒,应清洁保存。

4. 拍摄正畸面𬌗像的感染防控

(1)未进入口内的器械如相机,属于低度危险口腔器械,使用前须达到中低水平消毒。进入口内的器械如拉钩、反光板等属于中度危险口腔器械,应达到灭菌水平或高水平消毒,清洁保存,使用有效期为 7 天。

(2)拍摄口内像与诊疗过程一样,必须严格执行感染防控要求,医务人员做好个人防护。拍照时,拍摄者和相机不直接接触患者,并保持距离。助手拉钩时应注意避免不必要的刺激而引起患者的咽反射,导致呛咳或恶心呕吐。

5. 数字化扫描的感染防控 数字探头可以采用覆盖隔离的方式,每次使用后需要更换,并用中水平以上的消毒剂消毒。结束后用 75% 乙醇纱布擦拭扫描仪主机屏幕、扫描手柄及电线。

八、口腔正畸门诊医疗废物管理

口腔正畸门诊医疗废物的分类收集、交接管理中应当注意以下要点:

1. 严格进行医疗废物的分类与收集,不得将医疗废物混入生活垃圾。
2. 未被污染的包装物等可按生活垃圾进行回收。
3. 一次性镊子、探针、口镜等器械按照损伤性废物进行收集,弃入锐器盒。
4. 医疗废物袋或容器的盛载量不得超过 3/4,严密封口并不得再取出,同时注明废物类别、产生单位、产生日期等。
5. 对医疗废物外包装或容器应采取措施防止污染。如外表面被感染性废物污染,应对污染部位进行消毒处理或增加一层包装。
6. 固定运送时间、路线,将医疗废物收集、运送至暂存点。
7. 医疗废物的转运交接实行双签字,登记项目包括医疗废物的来源、种类、重量或数量、交接时间、处置方法、最终去向,以及经办人签名等。

九、门诊常用含氯制剂配制

口腔门诊常用含氯制剂(常用 84 消毒液,原液有效氯含量为 4%～6%)。

250mg/L 含氯制剂配制:5mL 原液 +995mL 水。

500mg/L 含氯制剂配制:10mL 原液 +990mL 水。

1 000mg/L 含氯制剂配制:20mL 原液 +980mL 水。

2 000mg/L 含氯制剂配制:40mL 原液 +960mL 水。

(林 静 黄慧萍 王海侠)

附 录

附录1 口腔健康影响程度量表(OHIP-14中文版)

1. 您是否曾因牙齿或口腔的问题而影响发音?

□很经常□经常□有时□很少□无

2. 您是否曾因牙齿或口腔的问题而感到自己的味觉变差?

□很经常□经常□有时□很少□无

3. 您口腔内是否曾出现过明显疼痛?

□很经常□经常□有时□很少□无

4. 您是否曾因牙齿或口腔的问题而觉得吃什么东西都不舒服?

□很经常□经常□有时□很少□无

5. 您是否曾因牙齿或口腔的问题而在其他人面前觉得不自在?

□很经常□经常□有时□很少□无

6. 您是否曾因牙齿或口腔的问题而感到紧张不安?

□很经常□经常□有时□很少□无

7. 您是否曾因牙齿或口腔的问题而对自己的饮食很不满意?

□很经常□经常□有时□很少□无

8. 您是否曾因牙齿或口腔的问题而不得不在进餐中停下来?

□很经常□经常□有时□很少□无

9. 您是否曾因牙齿或口腔的问题而不能很好休息?

□很经常□经常□有时□很少□无

10. 您是否曾因牙齿或口腔的问题而有过尴尬的时候?

□很经常□经常□有时□很少□无

11. 您是否曾因牙齿或口腔的问题而容易对其他人发脾气?

□很经常□经常□有时□很少□无

12. 您是否曾因牙齿或口腔的问题而难以完成日常的工作?

□很经常□经常□有时□很少□无

13. 您是否曾因牙齿或口腔的问题而觉得生活不是那么令人满意?

□很经常□经常□有时□很少□无

14. 您是否曾因牙齿或口腔的问题而什么事都干不了?

□很经常□经常□有时□很少□无

附录2　口腔健康影响程度量表（11～14岁儿童感知问卷 CPQ11-14）

在过去的3个月，你有没有出现以下情况	频密程度					
	无	很少	有时	经常	一直	不知道
1. 口腔痛						
2. 口腔出现溃疡（口疮）						
3. 有口气						
4. 食物粘在牙缝里						
5. 牙齿对冷热食物敏感或不舒服						
6. 咬开或咀嚼较硬的食物（如苹果或肉类）时遇到困难						
7. 因口腔牙齿或面部问题不开心						
8. 吃东西需要较长时间						
9. 因口腔牙齿或面部问题而害怕或孤僻						
10. 避免在他人面前笑						
11. 因口腔牙齿或面部问题而发脾气						
12. 被人取笑、欺负或改绰号						
13. 发音困难						
14. 担心别人在意自己的口腔牙齿或面部问题						
15. 被人问起口腔牙齿或面部问题						
16. 因为口腔牙齿或面部问题与他人争吵或打架						

附录3　粘接用玻璃离子水门汀调拌技术评分标准

考核者：　　　　　评委：　　　　　总分：

项目	总分/分	技术操作	分数/分	实际得分/分	扣分原因
仪表	4	仪表端庄,服装整洁	4.0		
操作前	8	评估	2.0		
		洗手(七步洗手法),戴口罩	4.0		
		备齐用物,放置合理	1.0		
		铺好治疗巾	1.0		
操作过程	70	核对材料名称及有效期	4.0		
		将粉摇松散	2.0		
		取适量的玻璃离子水门汀粉和液,比例合适	10.0		
		盖好瓶盖	3.0		
		调拌方法正确(1/2三分法,分次加入)	10.0		
		调拌时间不超过20秒	6.0		
		粉液混合均匀无气体、无颗粒、表面光亮	10.0		
		将材料收集完全	5.0		
		材料呈拉丝状	5.0		
		将调拌好的玻璃离子水门汀放置在带环内(方向、厚度、高度符合要求)	10.0		
		传递带环或矫治器方法正确	5.0		
操作后	8	清洁调拌板及调拌刀,正确处理用物	4.0		
		物品放回原处	1.0		
		操作完毕工作台干净整洁	1.0		
		洗手	2.0		
评价	10	操作动作协调敏捷	2.5		
		调配材料符合使用要求	2.5		
		材料取量合适无浪费	2.5		
		调拌过程中注意防止交叉感染	2.5		
总分	100				

附录4　数字化口内印模制取评分表

考核者：　　　　　评委：　　　　　总分：

项目	操作要点	评分标准			得分/分	备注
		无	良好	优秀		
操作前准备（20分）	1. 仪器准备（5分）	未检查（0分）	检查口内扫描仪是否可以正常使用（1~3分）	检查口内扫描仪是否可以正常使用，贴防护膜（4~5分）		
	2. 物品准备（5分）	不完整（0分）	扫描头、口镜、棉签/棉卷、一次性手套，但没有凡士林（1~3分）	扫描头、口镜、棉签/棉卷、一次性手套、凡士林等（4~5分）		
	3. 患者沟通（5分）	未与患者进行沟通（0分）	与患者有交流，但并未检查开口度或向患者说明如何配合口内扫描（1~3分）	与患者有充分的交流，确认患者的开口度并详细说明了口内扫描过程中如何进行配合（4~5分）		
	4. 患者评估（5分）	未评估患者口腔情况（0分）	评估患者口腔情况但未做口腔湿度处理（1~3分）	用纱布擦干牙齿表面或吹干至牙面无唾液（4~5分）		
操作中要点（40分）	1. 坐姿（护士椅，高于患者15cm）持握方式（5分）	握持方式容易脱手（0分）	肘部没有支点，握持扫描枪平稳（1~3分）	肘部有支点（建议扫描者坐四手操作护士椅），握持扫描枪平稳（4~5分）		
	2. 第一帧扫描牙位选择（5分）	第一帧选择前牙和前磨牙（0分）	第一帧选择磨牙的唇侧或舌侧（1~3分）	第一帧选择磨牙的咬合面（4~5分）		
	3. 扫描顺序（10分）	扫描第一步不是咬合面（0分）	扫描咬合面→舌侧→唇侧→咬合关系（未按顺序扫描）（1~8分）	扫描咬合面→舌侧→唇侧→咬合关系（按顺序扫描，每步2.5分）（9~10分）		
	4. 扫描连续性（10分）	超过5次扫描中断或看口内（0分）	4~5次扫描中断或看口内，每次扣2分（1~8分）	扫描中断和查看口内不超过3次（9~10分）		
	5. 扫描准确，无干扰图像（5分）	扫描图像出现手指和嘴唇黏膜等（0分）	扫描出现上腭或较多不必要牙龈，牙龈边缘不整齐、上下颌分层（1~3分）	扫描边缘清晰完整，扫描牙龈超过2mm，上下颌咬合关系正确，未分层（4~5分）		
	6. 扫描操作熟练度（5分）	开始扫描时口内扫描头未探入患者口内或未先暂停扫描就将扫描头从患者口内拿出（1~3分）		将口内扫描头探入患者口内后才开始扫描；将扫描头从患者口内拿出前先暂停扫描（4~5分）		

续表

项目	操作要点	评分标准			得分/分	备注
		无	良好	优秀		
操作后评估(35分)	1. 扫描时间(20分)	扫描超过20分钟(0分)	扫描15~20分钟(1~15分)	扫描10分钟内(16~20分)		
	2. 扫描完整性(15分)	磨牙远中(3分),近远中邻面接触(3分),牙龈完整(3分),前牙切端清晰(3分),咬合完整(移行皱襞完整)(3分)				
操作后处置(5分)	1. 交代注意事项(3分)	未做沟通(0分)		交代注意事项完整(1~3分)		
	2. 用物处置(2分)	医疗垃圾分类放置(1分)		医疗垃圾分类放置,物体表面消毒方法正确(2分)		

注:1. 一次完整的扫描演示:从扫描到病例保存提交。

　　2. 此考核标准仅适用于口内数字化扫描数据采集。

参考文献

［1］刘峰.口腔数码摄影［M］.2 版.北京：人民卫生出版社，2011.

［2］布朗宁，邱忠厚.数字化正畸［M］.武俊杰，译.西安：世界图书出版西安有限公司，2018.

［3］林紫燕，曹真胜.虚拟现实技术在口腔正畸护理中的应用展望［J］.中国现代医生，2019，57（32）：161-164.

［4］马丽辉，李秀娥.口腔门诊护理操作常规与综合管理手册［M］.北京：人民卫生出版社，2019.

［5］柳大为，易嘉龙.临床心理学在正畸诊疗中的应用［J］.中国口腔医学继续教育杂志，2019，22（1）：31-34.

［6］中华口腔医学会牙体牙髓病学专业委员会.复合树脂直接粘接修复中光固化灯使用及操作规范的专家共识［J］.中华口腔医学杂志，2018，53（9）：579-584.

［7］罗武香.数字化模型扫描技术在口腔正畸治疗中的应用及护理配合［J］.全科口腔医学杂志（电子版），2020，7（5）：60.

［8］鲁喆，杜书芳.口腔修复与正畸护理技术［M］.北京：人民卫生出版社，2021.

［9］许华英.口腔正畸护理中应用微信平台口腔健康教育的临床效果［J］.中外医疗，2021，40（22）：119-122.

［10］张伟.口腔门诊感染防控要点问答［M］.北京：北京大学医学出版社，2020.

［11］伯德.现代牙医助理［M］.11 版.李秀娥，王春丽，译.北京：人民卫生出版社，2020.

［12］全国卫生专业技术资格考试用书编写专家委员会.2023 口腔医学技术［M］.北京：人民卫生出版社，2022.